Düsseldorfer Texte zur Medizingeschichte

Herausgegeben von Jörg Vögele

Band 19

Redaktion: Luisa Rittershaus

Kelly Gisela Waap

Schwangere, Mütter und Neugeborene im Konzentrations- und Vernichtungslager Auschwitz

Bibliografische Information der Deutschen Nationalbibliothek
Die Deutsche Nationalbibliothek verzeichnet diese Publikation in der Deutschen Nationalbibliografie; detaillierte bibliographische Daten sind im Internet über http://dnb.d-nb.de abrufbar.
1. Aufl. - Göttingen : Cuvillier, 2018

Nonnenstieg 8, 37075 Göttingen
Telefon: 0551-54724-0
Telefax: 0551-54724-21
www.cuvillier.de

1. Auflage, 2018
Gedruckt auf umweltfreundlichem, säurefreiem Papier aus nachhaltiger Forstwirtschaft.

ISBN 978-3-7369-9826-1
eISBN 978-3-7369-8826-2

Vorwort

Aufgabe des Instituts für Geschichte, Theorie und Ethik der Medizin ist es gemäß Approbationsordnung, die historischen, kulturellen, ethischen und sozialen Grundlagen in der Geschichte des ärztlichen Denkens, Wissens und Handelns zu erforschen und zu lehren. Ziel von Forschung und Lehre ist es, den Studierenden die für die Ausübung des ärztlichen Berufes unverzichtbaren Fähigkeiten und Einsichten über die Grundlagen ihres Handelns zu vermitteln. Darüber hinaus bestehen enge Kooperationen mit geisteswissenschaftlichen Fächern, vor allem mit der Geschichte und Kunstgeschichte. Forschungsschwerpunkte des Instituts sind unter anderem die Sozialgeschichte des 19. und 20. Jahrhunderts, die wechselseitige Abhängigkeit von Gesellschaft und Medizin, sowie die Darstellung von Medizin, Mensch und Tod in der bildenden Kunst. Zu diesen Themenkomplexen entstehen am Institut für Geschichte, Theorie und Ethik der Medizin nicht nur regelmäßig Dissertationen, sondern auch herausragende andere Qualifikationsarbeiten. In der Reihe ‚Düsseldorfer Texte zur Medizingeschichte' werden diese studentischen Qualifikationsarbeiten, Dissertationen, Tagungsberichte und kleineren Texte erstmals der Öffentlichkeit zugänglich gemacht.

Auschwitz – das ist nicht nur der Name des größten von den Nationalsozialisten betriebenen Konzentrations- und Vernichtungslagers, sondern steht auch als weltweites Synonym für die Ermordung der europäischen Juden. Im KZ Auschwitz wurden mindestens 1,1 Millionen Menschen gezielt ermordet oder starben an den dort vorherrschenden lebensfeindlichen Bedingungen. An einem solchen Ort des Todes wird man wohl am wenigsten den Beginn neuen Lebens erwarten. Seit der Errichtung eines Frauenlagers auf dem Gelände des Stammlagers im März 1942 und dessen Verlegung Mitte August 1942 nach Auschwitz-Birkenau wurden auch schwangere Frauen in das Konzentrationslager eingeliefert. Kelly Gisela Waap skizziert in der vorliegenden Arbeit eine besonders sensiblen Gruppe (Schwangere, Wöchnerinnen und Neugeborene) und versucht zu beschreiben, wie Schwangerschaft und Geburt unter den extremen Bedingungen eines von Tod und Leid geprägten Umfeldes möglich waren. Leitend sind hierbei folgende Fragen: Seit wann wurden weibliche Häftlinge im KZ Auschwitz interniert? Wie wurden Schwangere von Seiten der Lagerleitung behandelt und unterlag dies einem Wandel? Da bekannt ist, dass im KZ Auschwitz tatsächlich Geburten stattfanden, stellt sich natürlich auch die Frage nach dem konkreten Ort der Niederkunft und ihren spezifischen Umständen. Was geschah anschließend mit den Neugeborenen? Zu betrachten ist auch die Häftlingsgesellschaft und ihre Reaktion auf diese besondere Gruppe. Konnten Schwangere, Wöchnerinnen und Neugeborene von anderen Häftlingen Hilfe erwarten und wie konnte diese ausgesehen haben? Abschließend diskutiert Waap, ob sich in Anbetracht der schlechten Quellenlage überhaupt Angaben über die Anzahl der im KZ Auschwitz geborenen Kinder machen lassen.

Düsseldorf, im Juni 2018

Jörg Vögele

Danksagung

Die folgende Arbeit ist im Oktober 2016 an der Heinrich-Heine-Universität Düsseldorf als Qualifikationsarbeit zur Erlangung des akademischen Grades „Bachelor of Arts“ vorgelegt worden.

Für die Betreuung möchte ich mich bei Prof. Dr. Jörg Vögele (Erstgutachter) und Dr. Ute Caumanns (Zweitgutachterin) bedanken.

Prof. Dr. Vögele danke ich zudem für die Aufnahme in die Reihe „Düsseldorfer Texte zur Medizingeschichte“, sowie ganz herzlich für die Betreuung, Beratung und Unterstützung, die er mir seit dem Beginn meines Studiums zuteilwerden lässt. Luisa Rittershaus hat für diesen Band der Reihe in bewährter Weise die Redaktion übernommen. Auch ihr sei an dieser Stelle gedankt.

Mein ganz persönlicher Dank gilt Alexandra Roes für ihre Hilfe bei den Übersetzungen.

Vor allem möchte ich von ganzem Herzen meinen Eltern danken, auf deren Unterstützung ich stets zählen kann und ohne die ich mein Studium in Düsseldorf nicht hätte realisieren können, sowie in besonderer Weise meinem Partner Uwe für die Korrekturlesung der Arbeit und die emotionale Unterstützung.

Düsseldorf im Juni 2018 Kelly Gisela Waap

Inhaltsverzeichnis

1 Einleitung

Das Konzentrations- und Vernichtungslager Auschwitz[1] steht wie kein anderes seiner Art als tragisches Symbol und Synonym für die nationalsozialistische Vernichtungspolitik. Im KZ Auschwitz und seinen Nebenlagern fanden zwischen 1940 und 1945 mindestens 1,1 Millionen Menschen auf unterschiedliche Weise den Tod. Die Mehrheit der Opfer wurde in den Gaskammern ermordet, viele weitere starben an Hunger, Erschöpfung, Krankheit und jeglicher Art von Gewalt. Gleichwohl begann unter diesen grauenhaften Umständen menschliches Leben. Dies lässt sich durch die Errichtung eines Frauenlagers auf dem Gelände des Stammlagers im März 1942 und dessen Verlegung Mitte August 1942 nach Auschwitz-Birkenau erklären. In Folge dessen brachte man auch Frauen in das Konzentrationslager, die zum Zeitpunkt ihrer Einlieferung schwanger waren. Die vorliegende Arbeit nähert sich dieser Thematik an, indem sie zu beschreiben versucht, wie Schwangerschaft und Geburt unter den extremen Bedingungen eines so von Tod und Leid geprägten Umfeldes möglich waren.

1.1 Forschungsstand

Allgemein betrachtet sind die nationalsozialistischen Konzentrationslager ein populäres und gut erforschtes Thema. Als einen Überblick schaffende Standardwerke sind zum Beispiel die Arbeiten von Eugen Kogon, Karin Orth, sowie das 2016 erschienene Buch von Nikolaus Wachsmann zu nennen.

Eugen Kogon, selbst ehemaliger Häftling im Konzentrationslager Buchenwald, fertigte unmittelbar nach Kriegsende im Auftrag der Alliierten seinen 1946 erstmals erschienen Bericht an, welcher vor allem die Organisationsstruktur der nationalsozialistischen Konzentrationslager darstellt.[2] An diese Tradition schließt auch Karin Orths 1999 erschienene Publikation an, welche sich mit einem größeren zeitlichen Abstand und mit neuen wissenschaftlichen Erkenntnissen ebenfalls der Organisation und Funktion der Konzentrationslager sowie deren Entstehungsgeschichte widmet.[3] Jedoch wird hierbei der Blick auf die Häftlingsgesellschaft in den Hintergrund gestellt. Beide Arbeiten gehen in Bezug auf die Häftlinge lediglich auf die von der SS nach Haftgründen eingeteilten Gruppen (z.B.: politische Häftlinge, sogenannte ‚Asoziale‘ und Juden) ein. Be-

[1] Im Folgenden wird das Konzentrations- und Vernichtungslager Auschwitz als ‚KZ Auschwitz‘ abgekürzt.

[2] Kogon, Eugen: Der SS-Staat. Das System der deutschen Konzentrationslager, 12. Auflage, München 1982.

[3] Orth, Karin: Das System der nationalsozialistischen Konzentrationslager. Eine politische Organisationsgeschichte, Zürich 2002.

trachtungen nach Parametern wie zum Beispiel Alter und Geschlecht der Häftlinge rücken hierbei in den Hintergrund. Auch die von Babara Distel und Wolfgang Benz herausgegebene Reihe ‚Der Ort des Terrors' behandelt neben der Strukturgeschichte vor allem die Orte der Zwangsarbeit im System der Konzentrationslager.[4] Somit verschließen sie sich jedoch neuen Themenfeldern jenseits der reinen Organisationsgeschichte. Nicolas Wachsmann stellt in der jüngsten zur Thematik der Konzentrationslager erschienenen Überblicksdarstellung ebenfalls vor allem ihre Funktionsstruktur in den Mittelpunkt.[5] Eine Untersuchung der Häftlingsgesellschaft nach sozialgeschichtlichen Gesichtspunkten ist bisher lediglich im Hinblick auf einzelne Konzentrationslager geleistet worden.

Durch seine Doppelrolle als Konzentrations- und Vernichtungslager – sowie seinem in Bezug auf die Erinnerung an den Holocaust hoch symbolischen Charakter – zieht vor allem das KZ Auschwitz das besondere Interesse von Wissenschaft und Populärliteratur auf sich. Dies zeigt sich auch in der Menge und Bandbreite der hierzu erschienenen Publikationen, die sich im Laufe der Jahrzehnte jedoch inhaltlich veränderten. Zunächst dominierten die Werke ehemaliger Auschwitz-Häftlinge, die hauptsächlich ihre eigenen Erinnerungen an die Lagerhaft aufarbeiteten. Herausragend ist hierbei Hermann Langbeins ‚Menschen in Auschwitz', der erstmalig eine strukturierte Darstellung des Lageralltags schuf, die sich hauptsächlich auf eigene und andere Häftlingserinnerungen stützte.[6] Die wissenschaftliche Forschung näherte sich dem KZ Auschwitz zu Beginn vor allem aus der moralischen Perspektive, womit vor allem Themen wie Täterforschung und medizinische Experimente im Vordergrund standen. Erst in jüngerer Zeit traten neue Forschungsfelder wie Sozial- und Alltagsgeschichte der Häftlinge in den Mittelpunkt. Grundlegend ist dabei unter anderem die von Wacław Długoborski und Franciszek Piper herausgegebene umfassende Reihe ‚Auschwitz 1940-1945', die sich bemüht, möglichst viele Aspekte der Lagergeschichte wissenschaftlich und vielseitig zu bearbeiten.[7] In diesem Zusammenhang werden auch immer stärker die sozialen Gruppen innerhalb des Konzentrationslagers thematisiert.

Auch die weiblichen Häftlinge werden in diesem Rahmen als eine der sozialen Gruppen wahrgenommen, welchen zunehmend Aufmerksamkeit geschenkt wird. Allerdings findet die unmittelbar damit zusammenhängende Thematik von Schwangerschaft und

4 Benz, Wolfgang/Distel, Babara (Hrsg.): Der Ort des Terrors, 9 Bde., München 2005-2009.
5 Wachsmann, Nikolaus: KL. Die Geschichte der nationalsozialistischen Konzentrationslager, München 2016.
6 Langbein, Hermann: Menschen in Auschwitz, 2. Auflage, Wien 1987.
7 Długoborski, Wacław/Piper, Franciszek (Hrsg.): Auschwitz 1940-1945. Studien zur Geschichte des Konzentrations- und Vernichtungslagers Auschwitz, 5 Bde., Oświęcim 1999.

Geburt im Lagerkomplex Auschwitz bislang verhältnismäßig geringe Beachtung. Die wenigen grundlegenden wissenschaftlichen Publikationen hierzu wurden fast ausschließlich von Helena Kubica veröffentlicht.[8] Positiv zu vermerken ist an Kubicas Arbeiten, dass sie die Vielfalt der mit dieser Thematik verbundenen Facetten aufzeigt. Jedoch mangelt es ihnen durch die sparsame Strukturierung, vor allem in Bezug auf zeitliche Abfolgen, gelegentlich an Übersichtlichkeit, wodurch einige Zusammenhänge unklar bleiben.

1.2 Quellenlage

Der Mangel an einschlägiger Forschung zu dieser Thematik ist vor allem auf die schlechte Quellenlage zurückzuführen. Auf Grund der von den Nationalsozialisten intensiv betriebenen Verschleierungstaktik bezüglich der Geschehnisse in den Konzentrationslagern existieren kaum spezifische administrative Dokumente. Diese Tatsache erschwert Forschungen zum Themenkomplex Schwangerschaft und Geburt im KZ Auschwitz erheblich. Um den Mangel an administrativen Quellen zu kompensieren, muss daher immer wieder auf die Erinnerungen ehemaliger Auschwitz-Häftlinge zurückgegriffen werden. Lediglich zu dem sogenannten ‚Zigeuner-Familienlager' (‚Zigeunerlager BIIe') hat sich eine akribische geführte Dokumentation in Form des sogenannten ‚Hauptbuchs des Zigeunerlagers' bis heute erhalten. Im Mittelpunkt dieser Arbeit soll jedoch nicht das ‚Zigeunerlager' stehen, sondern andere Lagerabschnitte von Auschwitz-Birkenau, für die keine vergleichbar gute administrative Quellenbasis existiert.[9]

1.3 Fragestellung

Im Rahmen dieser Darstellung sollen die Lebensumstände einer besonders sensiblen Gruppe skizziert werden: Schwangere, Wöchnerinnen und Neugeborene. Leitend sind hierbei folgende Fragen: Seit wann wurden weibliche Häftlinge im KZ Auschwitz interniert? Dies ist deshalb besonders wichtig, weil erst mit der Aufnahme von Frauen als Häftlinge des Konzentrationslagers überhaupt die Grundlage für die hier zu betrachtende Situation entstand. Wie wurden Schwangere von Seiten der Lagerleitung

8 Kubica, Helena: Kinder und Jugendliche im KL Auschwitz, in: Auschwitz 1940-1945. Studien zur Geschichte des Konzentrations- und Vernichtungslagers Auschwitz, hrsg. von Wacław Długoborski und Franciszek Piper, Band 2: Die Häftlinge. Existenzbedingungen, Arbeit und Tod, Oświęcim 1999, S. 251-351; Kubica, Helena: Pregnant Women and Children Born in Auschwitz, Oświęcim 2010 (Voices of Memory 5).

9 Auf Grund der Ermordung der im sogenannten „Zigeunerlager" lebenden Häftlinge existieren keine Egodokumente für die zu betrachtende Personengruppe, weshalb sich die für diese Arbeit angewendete Methode nicht auf diesen Lagerabschnitt übertragen lässt.

behandelt und unterlag dies einem Wandel? Im Hinblick auf die destruktiven und menschenverachtenden Ziele der Nationalsozialisten widersprach die Aufnahme Schwangerer und die sich daraus ergebende Existenz von Neugeborenen aus zwei Gründen ihrer Logik: Zum einen hätte man mit der schwangeren Frau und später mit dem Neugeborenen arbeitsunfähige Personen ins Lager aufgenommen und zum anderen wäre damit die Reproduktion einer sowieso zur Ausrottung bestimmten Personengruppe unterstützt worden. Gab es also Umstände, die eine differenzierte Behandlung der Schwangeren im KZ Auschwitz zur Folge hatten, wurden zum Beispiel unterschiedliche Personen verschieden behandelt und wenn ja, aus welchen Gründen? Wurden beispielsweise Unterschiede zwischen Juden und Nichtjuden gemacht? Da jedoch bekannt ist, dass im KZ Auschwitz tatsächlich Geburten stattfanden, stellt sich natürlich auch die Frage nach dem konkreten Ort der Niederkunft und ihren spezifischen Umständen. Was geschah anschließend mit den Neugeborenen? Konnten sie überhaupt unter den im Konzentrationslager vorherrschenden Bedingungen überleben? Zu betrachten ist jedoch auch die Häftlingsgesellschaft und ihre Reaktion auf diese besondere Gruppe. Konnten Schwangere, Wöchnerinnen und Neugeborene von anderen Häftlingen Hilfe erwarten und wie konnte diese ausgesehen haben? Abschließend wäre außerdem zu diskutieren, ob sich in Anbetracht der schlechten Quellenlage überhaupt Angaben über die Anzahl der im KZ Auschwitz geborenen Kinder machen lassen.

1.4 Methode

Wie zuvor beschrieben, zwingt der Mangel an administrativen Quellen die mit dem KZ Auschwitz befasste Forschung, andere Wege zu beschreiten. Zugleich eröffnet sich damit aber eine völlig neue Perspektive, die auch für diese Arbeit leitend ist. Nicht die Sicht der Täter wird hierfür die Basis bilden, sondern die Empfindungen und Erlebnisse der Menschen, die das KZ Auschwitz überlebten, sollen in den Vordergrund gerückt werden. Ihre Geschichte ist vor allem in ihren niedergeschriebenen Erinnerungen zu finden. Ziel der vorliegenden Darstellung ist es, die Thematik der Schwangerschaft und Geburt im KZ Auschwitz unter Zuhilfenahme ihrer in verschiedener Form vorliegenden Berichte zu beleuchten.

Die Verwendung von Zeitzeugenberichten als historische Quelle bringt jedoch sowohl positive als auch negative Aspekte mit sich.[10] Wie jede andere Quelle bedarf sie einer kritischen Einordnung. Besonders charakteristisch für diese Quellengattung ist es, dass sie zumeist in größeren zeitlichen Abständen zu den Ereignissen angefertigt wurde und

---

[10] Zusammenfassend zu dieser Problematik siehe Taubitz, Jan: Holocaust Oral History und das lange Ende der Zeitzeugenschaft, Göttingen 2016, S. 29-31.

hauptsächlich die Sicht der Opfer abbildet.[11] Hieraus ergibt sich jedoch die Möglichkeit, die Ereignisse aus Sicht einer einzelnen Person oder Opfergruppe zu betrachten. In den Erinnerungen der ehemaligen Häftlinge stehen vor allem subjektives Erleben und der eigene Alltag im Konzentrationslager im Mittelpunkt. Hierbei fehlen jedoch weitgehend solche Informationen, die vor allem administrative Quellen liefern können, wie zum Beispiel Erklärungen über die Struktur und Organisation des Lagers sowie über die Hintergründe von Veränderungen. Dies betrifft vor allem die Zusammenhänge von administrativen Entscheidungen und ihren Auswirkungen im Lageralltag. Auch die Täterperspektive findet zumeist keinerlei Berücksichtigung. Zeitzeugenberichte erheben jedoch meist nicht den Anspruch, eine vollständige und objektive Zusammenfassung der Geschehnisse zu leisten.[12] Es geht vielmehr darum, das erlebte Grauen für die Nachwelt zu dokumentieren.[13] Die vermeintliche Schwäche der subjektiven Perspektive bietet allerdings die Möglichkeit, Informationen über Ereignisse zu erhalten, die der Täterperspektive verborgen bleiben. Konkret betrifft dies die Interaktion der Häftlinge untereinander, das Leben in den Baracken, den Aufenthalt im Häftlingskrankenbau und allgemein Dinge, welche im Verborgenen stattfanden.

Trotz der Vielzahl an dokumentierten Erinnerungen ist es nicht möglich, das Thema Schwangerschaft und Geburt im KZ Auschwitz vollständig wissenschaftlich aufzuarbeiten. Das liegt unter anderem daran, dass nicht zu allen der zu betrachtenden Bereiche Berichte in gleichmäßiger Dichte vorliegen. Die Erinnerungen der Häftlinge sind im Hinblick auf die verschiedenen, in dieser Arbeit zu behandelnden Fragen von unterschiedlichem Informationsgehalt. Auffällig – und naheliegend – ist vor allem, dass viele Berichte zur Thematik von Schwangerschaft und Geburt durch Häftlinge, die im Lager als medizinisches Personal eingesetzt waren, verfasst worden sind. Eine mögliche Erklärung hierfür wäre die Tatsache, dass diese den Selektionen innerhalb des Lagerkomplexes in einem geringeren Maße unterworfen waren und somit eine größere Chance hatten, das Konzentrationslager zu überleben und darüber Bericht zu erstatten.[14] Vor allem aber handelt es sich beim medizinischen Personal um jene Per-

---

[11] Siehe hierzu Hilberg, Raul: Die Quellen des Holocaust. Entschlüsseln und Interpretieren, 2. Auflage, Frankfurt am Main 2003, S. 56.

[12] Siehe hierzu ebenda, S. 194.

[13] Siehe hierzu Assmann, Aleida: Vier Grundtypen von Zeugenschaft, in: Zeugenschaft des Holocaust. Zwischen Trauma, Tradierung und Ermittlung, hrsg. von Michael Elm und Gottfried Kößler, Frankfurt am Main 2007, S. 33-51; vgl. Jockusch, Laura: „Jeder überlebende Jude ist ein Stück Geschichte". Zur Entwicklung jüdischer Zeugenschaft vor und nach dem Holocaust, in: Die Geburt des Zeitzeugen nach 1945, hrsg. von Martin Sabrow und Norbert Frei, Göttingen 2012 (Geschichte der Gegenwart 4), S. 113-144, hier S. 116.

[14] Vgl. Vaisman, Sima: In Auschwitz. Das Protokoll einer jüdischen Ärztin nach der Befreiung, Düsseldorf 2008, S. 27.

sonengruppe, die innerhalb der Häftlingsgesellschaft am meisten mit Schwangeren, Wöchnerinnen und Neugeborenen, sowie der sich daraus ergebenden Problematik, konfrontiert war.

Allgemein betrachtet nimmt die Thematik von Schwangerschaft und Geburt in der Gesamtheit der Erinnerungsberichte über das KZ Auschwitz einen eher geringen Teil ein. Zudem sind die beschriebenen Ereignisse meist stark an einzelne Personen und Situationen gebunden und geben keine umfassende Beschreibung des ganzen Komplexes wieder. Dies ist dadurch zu begründen, dass die Häftlinge im Zeitraum des Bestehens des Konzentrationslagers nie nach einem immer geltenden Muster behandelt wurden. Ethnien, Inhaftierungsgründe und die Unterbringung in verschiedenen Lagerteilen, sowie das handelnde SS-Personal und der jeweilige Zeitraum der Inhaftierung hatten starken Einfluss auf die Behandlung und Lebenssituation der Personen. Nicht aus allen Lagerabschnitten existieren Erinnerungen, welche sich mit dieser Thematik beschäftigen.[15]

Für die in dieser Arbeit angewandte Methodik ist die vorhandene Quellenlage wegweisend. Der Mangel an administrativen Quellen bedingt eine Behandlung der Thematik, die sich hauptsächlich an der Häftlingsperspektive orientiert – ohne dass an dieser Stelle die mit den Zeitzeugenberichten als Quellengattung einhergehenden Probleme tiefer diskutiert werden sollen. Die Erinnerung der Häftlinge ist in Bezug auf die hier behandelte Thematik jedoch zugleich auch die einzig zielführende Perspektive, da aus ihren Berichten erheblich detailliertere Informationen über die Situation von Schwangeren, Wöchnerinnen und Neugeborenen im KZ Auschwitz zu gewinnen sind, als dies aus Verwaltungsakten möglich gewesen wäre. Auf Grund ihrer Nähe zum Geschehen war es Mithäftlingen möglich, Beobachtungen zu machen, die dem Lagerpersonal verborgen blieben. Die aus der Forschungsliteratur bekannten Fakten zum KZ Auschwitz bieten der Darstellung eine allgemeine Grundlage und Hilfe bei der zeitlichen Einordnung der Geschehnisse. Im Mittelpunkt stehen aber Erinnerungsberichte der ehemaligen Häftlinge sowie aus solchen Erinnerungen gewonnene Erkenntnisse, die bereits in die einschlägige Literatur Eingang gefunden haben. Die für diese Arbeit herangezogenen Erinnerungen und weitere Quellen sollen beispielhaft die Situation der Schwangeren und Neugeborenen im KZ Auschwitz darstellen. Sie werden hierbei in einen historischen Kontext eingeordnet und anhand einer zielgerichteten Fragestellung strukturiert.

15 Dies ergibt sich auch aus der Tatsache, dass Personen, welche in Lagerabschnitten inhaftiert waren, die nach einer gewissen Zeit ‚liquidiert' wurden (zum Beispiel das ‚Familienlager für Juden aus Thersienstadt') oder in denen eine hohe Sterblichkeit vorherrschte (wie in den ‚Durchgangslagern'), schlichtweg nicht die Möglichkeit hatten, ihre Erinnerungen zu verfassen.

1.5 Vorgehensweise

Die vorliegende Arbeit folgt gewissermaßen dem chronologischen Ablauf einer Schwangerschaft. Zu Beginn wird dargestellt, warum und ab welchem Zeitpunkt Frauen vermehrt in das KZ Auschwitz deportiert wurden. Den eigentlichen Ausgangspunkt für die Behandlung der Thematik von Schwangerschaft und Geburt bildet jedoch der Umgang mit den Schwangeren und Neugeborenen und dessen Veränderungen im Rahmen der Euthanasieaktion 14f13, mit denen in das KZ Auschwitz aufgenommene schwangere Häftlinge überhaupt leben und auch gebären durften. Im darauffolgenden Kapitel werden die Einflüsse von Ethnie, Inhaftierungsgrund und zugeteiltem Lagerabschnitt am Beispiel des ‚Familienlagers für Juden aus Theresienstadt' (im Folgenden ‚Familienlager' genannt) und der sogenannten ‚Durchgangslager' auf die in dieser Arbeit betrachtete Personengruppe beleuchtet.

Der eigentlichen Geburt widmen sich die beiden anschließenden Kapitel. Hierfür muss zunächst zwischen den zwei häufigsten Geburtsorten unterschieden werden: den Unterkunftsbaracken und dem Häftlingskrankenbau. Anhand des Fallbeispiels der Wiener Jüdin Anni Sussmann wird zunächst die Geburt in einer Unterkunftsbaracke beschrieben. Die Entscheidung, dieses konkrete Beispiel ausführlich darzustellen, liegt vor allem in der Vollständigkeit und Bildhaftigkeit des darüber angefertigten Berichtes begründet, bei dem eine Vielzahl verschiedener Aspekte der Umstände einer solchen Geburtssituation angesprochen wird. Die Mehrheit der Geburten fand jedoch im Häftlingskrankenbau des Frauenlagers statt. In diesem Zusammenhang sind vor allem das die Geburt begleitende medizinische Personal sowie die vorherrschenden hygienischen Umstände von besonderem Interesse, da sich hieraus Rückschlüsse auf die Situation der Frauen und ihrer Neugeborenen ergeben.

Die im darauffolgenden Kapitel anschließende Betrachtung der postnatalen Situation fokussiert sich vor allem auf die Ernährungssituation, die Verwaltung der Geburten sowie die Thematik der Zwangsgermanisierung. Anschließend werden einige Beispiele für von den Häftlingen organisierte und durchgeführte Rettungs- und Hilfsmaßnahmen für Schwangere und Neugeborene vorgestellt. Hierzu werden neben den Erinnerungen der Helferinnen auch Berichte der Frauen, denen Hilfe zuteilwurde, herangezogen. Abschließend wird ein Versuch unternommen, quantitative Aussagen über die im KZ Auschwitz inhaftierten Schwangeren, Wöchnerinnen und Neugeborenen zu treffen.

2 Schwangere Frauen im Konzentrationslager Auschwitz

2.1 Die Entstehung des Frauenlagers

In der Anfangszeit seines Bestehens war das KZ Auschwitz ein reines Männerlager. Dies änderte sich in Folge des 1942 gefassten Beschlusses, die Häftlinge der Konzentrationslager verstärkt als Arbeitskräfte zu missbrauchen.[16] Hierzu wurden nun auch Frauen herangezogen, was die Errichtung eines Frauenlagers in Auschwitz notwendig machte. Dieses neu geschaffene Lager sollte darüber hinaus auch das überfüllte Frauen-Konzentrationslager Ravensbrück im sogenannten Altreich sowie die im Generalgouvernement bestehenden Gefängnisse entlasten.[17]

Die in Folge dieser Veränderung nach Auschwitz deportierten Frauen waren von Ende März bis Mitte August 1942 in einem von den männlichen Häftlingen abgetrennten Bereich des Stammlagers untergebracht. Allerdings führten die umfangreichen Frauentransporte auch hier schnell zu einer Überbelegung. Um diesen Platzmangel zu kompensieren, beschloss die Lagerleitung Mitte August 1942, das Frauenlager in den zu diesem Zeitpunkt bereits fertiggestellten Bauabschnitt BIa des Lagers Auschwitz-Birkenau zu verlegen.[18]

2.2 Selektionen: Schwangerschaft als Lebensgefahr

Unter den von nun an zahlreich nach Auschwitz deportierten Frauen befanden sich auch solche, die zum Zeitpunkt ihrer Einlieferung schwanger waren. Schwangere galten jedoch als nicht arbeitsfähig, was bei den im KZ Auschwitz durchgeführten Selektionen das Todesurteil bedeutete. Dies spitzte sich vor allem mit der Einführung der Eingangsselektion zu. Ausmusterungen der ankommenden Häftlinge nach Kriterien der ökonomischen Verwendbarkeit wurden ab dem Frühjahr 1942 erst noch sporadisch angewendet. Aber schon einige Monate später, konkret ab dem 4. Juli 1942, wurden alle in Auschwitz-Birkenau eintreffenden Transporte regelmäßig einer Eingangsselektion unterzogen.[19] Dieser Tag markiert folglich den Beginn der systematischen Vernichtung. Fortan wurden alle Personen, die auf Grund ihres körperlichen Zustandes als nicht arbeitsfähig galten, umgehend in den Gaskammern ermordet. Dies betraf neben

[16] Strzelecka, Irena: Frauen im KL Auschwitz, in: Auschwitz 1940-1945. Studien zur Geschichte des Konzentrations- und Vernichtungslagers Auschwitz, hrsg. von Wacław Długoborski und Franciszek Piper, Band 2: Die Häftlinge. Existenzbedingungen, Arbeit und Tod, Oświęcim 1999, S. 213-250, hier S. 213.

[17] Ebenda, S. 214.

[18] Vgl. ebenda, S. 215.

[19] Steinbacher, Sybille: Auschwitz. Geschichte und Nachgeschichte, 3. Auflage, München 2015, S. 49.

Alten und Kranken alle Frauen, bei denen eine Schwangerschaft festgestellt wurde.[20] Darüber berichtet zum Beispiel die ehemals im KZ Auschwitz inhaftierte Anna Palarczyk:

> „Wenn im Jahr 1942 eine Frau ins Lager kam, die ein Kind erwartete, dann blieb weder sie noch das Kind am Leben."[21]

Trotzdem wurden in vielen Fällen Schwangerschaften in einem frühen Stadium bei der Eingangselektion nicht erkannt oder sogar als Indiz besonderer Lebensfülle wahrgenommen. Auch gelang es schwangeren Frauen, sich heimlich unter die zur Zwangsarbeit ausgesuchten Personen zu mischen. Um solches zu verhindern, wurde gelegentlich noch innerhalb des Lagers, jedoch vor der offiziellen Aufnahme in die Lagerevidenz, eine weitere Selektion vorgenommen.[22] Von einer solchen sich in der sogenannten Sauna abspielenden Situation berichtet auch die im August 1944 aus dem französischen Internierungslager Drancy nach Auschwitz-Birkenau deportierte Ärztin Sima Vaisman in ihren unmittelbar nach der Befreiung verfassten Erinnerungen:

> „Der Arzt kommt, um die gänzlich nackte lebende Ware, die er für das Lager ausgesucht hat, in Augenschein zu nehmen! Dünne, kranke und vor allem schwangere Frauen könnten sich von ihm unbemerkt eingeschlichen haben, also prüft er behutsam, höflich, mit geradezu väterlicher Fürsorglichkeit diejenigen, die ihm schwanger oder krank vorkommen. Er erklärt ihnen, dass es in ihrem eigenen Interesse sei, ihm zu gestehen, ob sie ein Kind erwarten oder ob sie erschöpft sind … Er wird ihnen leichte Arbeit geben und zusätzliche Verpflegung. Berührt von so viel Liebenswürdigkeit gestehen die Frauen bedenkenlos. Sie werden zur Seite gebracht, man wirft ihnen einen Mantel über die Schultern, man stellt ein Kind zu ihnen, das in die Sauna geschlüpft ist, ohne bemerkt zu werden (die polnischen Jüdinnen beispielsweise wussten, dass die Kinder verbrannt wurden und manchmal gelang es ihnen, sie zwischen ihren Beinen zu verstecken) … und man bringt sie ins Krematorium."[23]

Es ist jedoch davon auszugehen, dass solche nachträglichen Selektionen, von denen Sima Vaisman berichtet, wohl die Ausnahme waren. Die massenhaft ankommenden Transporte hätten eine ständige Durchführung einer solch akribischen Nachkontrolle kaum zugelassen, insbesondere im Jahr 1944, in dem das KZ Auschwitz die höchsten

---

[20] Vgl. Adler, H.G./Langbein, Hermann/Lingens-Reiner, Ella (Hrsg.): Auschwitz. Zeugnisse und Berichte, 6. Auflage, Bonn 2014, S. 60.

[21] Zitiert nach Langbein: Menschen, S. 268.

[22] Hierbei handelt es sich nicht um die regelmäßig im Lager durchgeführten Selektionen.

[23] Vaisman: Auschwitz, S. 44.

Belegzahlen verzeichnete. So kam es dazu, dass entgegen den Vorstellungen der Lagerleitung doch Schwangere in die Evidenz des Lages aufgenommen wurden.

Stellte das Lagerpersonal jedoch nachträglich bei einer bereits als Häftling registrierten Frau eine Schwangerschaft fest, wurde diese meist durch eine Phenolspritze ins Herz getötet oder zusammen mit einer Gruppe von Frauen, welche bei einer Selektion im Häftlingskrankenbau (HKB) ausgesucht worden waren, in den Gaskammern ermordet.[24] Die Karteiblätter der selektierten schwangeren Frauen wurden daraufhin mit dem Zeichen ‚SB' für ‚Sonderbehandlung' gekennzeichnet, um die Ermordung der Schwangeren zu verschleiern. Gelang es einer Mutter, bis zur Geburt unentdeckt zu bleiben und ihr Kind heimlich zu gebären, wurden beide nach der Entdeckung getötet. Dies geschah zumeist in der Ambulatoriumsbaracke von Birkenau, durchgeführt von SS-Ärzten und SS-Sanitätsdienstgraden.[25] Professor Jan Olbrycht, ein ehemaliger Häftling und Gutachter im Krakauer Auschwitz-Prozess, bezeugt diese Vorgehensweise:

> „Bis zum Jahr 1943 herrschte der Grundsatz, dass Frauen, die im Lager schwanger ankamen oder dort schwanger wurden, nicht am Leben bleiben durften. Wenn es trotzdem zur Entbindung kam, dann wurde das Kind, ebenso wie die Mutter, durch Phenoleinspritzungen getötet."[26]

2.3 Die Einstellung der Ermordung Schwangerer

In der ersten Jahreshälfte 1943 änderte sich die Situation der Schwangeren und Wöchnerinnen grundlegend: Die Tötung dieser Frauen wurde eingestellt. Ihre neugeborenen Kinder wurden jedoch weiterhin ermordet. Diese Veränderung ist wahrscheinlich mit den von Heinrich Himmler Ende April 1943 erlassenen neuen Entscheidungen zur Euthanasie-Aktion 14f13 in einen Zusammenhang zu setzten. Bis zu diesem Zeitpunkt hatte die Aktion 14f13 die Grundlage für die von den Nationalsozialisten als legitim empfundene Ermordung schwangerer Frauen gebildet.[27]

Über die von Himmler angeordnete Veränderung setzte Richard Glücks, der Inspekteur der Konzentrationslager, die Lagerkommandanten in einem auf den 27.04.1943 datierten Erlass in Kenntnis. Dieser besagte,

---

[24] Kubica: Kinder, S. 324. Kubica macht hierzu nur generelle Angaben. Es ist jedoch davon auszugehen, dass diese Praxis nur bei sich bereits im Lager befindlichen Frauen angewendet wurde.

[25] Vgl. ebenda.

[26] Zitiert nach Meyer, Alwin: Vergiss deinen Namen nicht. Die Kinder von Auschwitz, Göttingen 2015, S. 305.

[27] Vgl. Kubica: Kinder, S. 324.

> „dass nur noch geisteskranke Häftlinge […] für die Aktion 14f13 ausgemustert werden dürfen. Alle übrigen arbeitsunfähigen Häftlinge (Tuberkulosekranke, bettlägerige Krüppel usw.) sind grundsätzlich von dieser Aktion auszuschließen. Bettlägerige Häftlinge sollen zu einer entsprechenden Arbeit, die sie auch im Bett verrichten können, herangezogen werden“.[28]

Als Resultat dieser Änderung wurden nun auch Schwangere nicht mehr sofort ermordet, sondern als Häftlinge im KZ Auschwitz registriert.[29] Allerdings nimmt der Beschluss keinen Bezug auf die in der Folge geborenen Kinder. Deutet man jedoch den Erlass aus Sicht der Lagerleitungen der Konzentrationslager, hätten Neugeborene auf Grund ihrer Unfähigkeit, eine Arbeit zu verrichten, weiterhin getötet werden müssen. Im KZ Auschwitz wurde dies auch circa einen Monat lang weiter so praktiziert. Erst im Juni 1943 wurde wahrscheinlich auch die Tötung nichtjüdischer Neugeborener eingestellt und die Kinder durften bei ihren Müttern bleiben.[30]

Auf die jüdischen Neugeborenen hatte diese Veränderung jedoch keinen Einfluss. Ihre Situation blieb weiterhin unverändert. Jüdinnen war es in Folge der oben beschriebenen Veränderung zwar ebenfalls erlaubt, ihre Kinder zu gebären, jedoch wurden ihre Neugeborenen weiterhin getötet.[31] Dies beschreibt die aus der Sowjetunion stammende Anna Polschtschikowa in ihren Erinnerungen:

> „Jüdische Frauen besaßen nicht das Recht, ihre Kinder zu stillen. Ihre Kinder sollten nach mehr oder weniger drei Tagen sterben. Wenn eine jüdische Mutter ihr Kind nicht erstickte, dann wurde sie am vierten Tag gemeinsam mit ihrem Kind ins Krematorium geschickt. Alle jüdischen Frauen wussten darüber Bescheid […].“[32]

Erst ab dem Jahr 1944 wurden jüdische Neugeborene nicht mehr gezielt ermordet.[33] Aufgrund fehlender administrativer Quellen lässt sich über den genauen Zeitpunkt der Einstellung der Tötung jüdischer Neugeborener jedoch keine gesicherte Angabe machen. Eine ungefähre zeitliche Einordnung ist nur unter Zuhilfenahme der Erinne-

---

[28] Czech, Danuta: Kalendarium der Ereignisse im Konzentrationslager Auschwitz-Birkenau 1939-1945, Reinbek bei Hamburg 1989, S. 478.

[29] Es finden sich jedoch keine speziellen Informationen darüber, ob sich die Situation der sichtbar Schwangeren bei der Eingangsselektion änderte. Da nur kräftige und gesunde Erwachsene als Häftlinge aufgenommen wurden, ist davon auszugehen, dass offensichtlich Schwangere auch nach der ersten Jahreshälfte 1943 weiterhin systematisch getötet wurden. Zeitzeugen berichten für den kompletten Zeitraum der Existenz des KZ Auschwitz von der Tatsache, dass Kinder, Alte, Kranke und Schwache ermordet wurden.

[30] Kubica: Kinder, S. 325.

[31] Langbein: Menschen, S. 270.

[32] Meyer: Namen, S. 329.

[33] Langbein: Menschen, S. 270.

rungsliteratur zu erreichen. Hermann Langbein zitiert in seiner Veröffentlichung ‚Menschen in Auschwitz' die ehemalige Häftlingsfrau Janina Kościuszkowa, welche diese Entwicklung lediglich grob auf das Jahr 1944 datiert.[34] Anhaltspunkte für eine bessere zeitliche Einordnung könnte der Bericht von Anna Polschtschikowa bieten. Die schwangere Frau befand sich im Krankenlager, wo sie am 15. Oktober 1944 einen Sohn gebar. Dort traf sie auf eine aus der Tschechoslowakei stammende Jüdin, welche auch gerade ein Kind zur Welt gebracht hatte und ihr berichtete, dass ihr Baby einen Tag nach der Geburt getötet worden war.[35] Auch die im weiteren Verlauf dieser Arbeit näher erläuterten Erlebnisse von Anni Sussmann und Gerda Rother sprechen für die Theorie, dass die Tötung jüdischer Neugeborener erst mit dem allgemeinen Vernichtungsstopp im November 1944 endete. Die beiden Jüdinnen befanden sich im Rahmen der Geburt ihrer Kinder im Häftlingskrankenbau, Anni Sussmann Ende September 1944 und Gerda Rother Ende Oktober 1944. Die Kinder beider Frauen wurden zu diesem Zeitpunkt noch getötet.

[34] Langbein: Menschen, S. 270.
[35] Meyer: Namen, S. 326.

3 Schwangere und Neugeborene in unterschiedlichen Lagerabschnitten in Auschwitz-Birkenau

Die Situation der in Auschwitz-Birkenau inhaftierten Schwangeren und Neugeborenen steht wie bei allen anderen Häftlingen in direktem Zusammenhang mit ihrer Ethnie, Inhaftierungsgrund und zugeteiltem Lagerabschnitt. Die Zugehörigkeit zu einer bestimmten Volksgruppe oder Ethnie hatte direkte Konsequenzen auf die Existenzbedingungen im Konzentrationslager. Vor allem jüdische Häftlinge wurden grundsätzlich erheblich schlechter behandelt als andere Inhaftierte. In Bezug auf die Thematik von Schwangerschaft und Geburt im KZ Auschwitz ist dies am deutlichsten daran zu erkennen, dass nichtjüdische Neugeborene ab Juni 1943 nicht mehr nach der Geburt getötet worden sind, während jüdische Kinder weiterhin systematisch ermordet wurden. Jedoch ist zu bemerken, dass auch hinsichtlich der jüdischen Häftlinge keine Homogenität in der Behandlung durch das Lagerpersonal und die vorherrschende Lebenssituation zu erkennen ist. Dieser Unterschied zeigt sich vor allem in einer exemplarischen Gegenüberstellung des sogenannten ‚Familienlagers' mit den sogenannten ‚Durchgangslagern'.

3.1 Das ‚Familienlager für Juden aus Theresienstadt'

Im ‚Familienlager für Juden aus Theresienstadt' (Lagerabschnitt BIIb) befanden sich lediglich Personen, die aus dem Ghetto Theresienstadt[36] (damaliges Protektorat Böhmen und Mähren) in das KZ Auschwitz deportiert worden waren. Erstmals wurden hier am 8. September 1943 Menschen untergebracht. In den folgenden zehn Monaten seines Bestehens beherbergte das ‚Familienlager' circa 18.000 männliche und weibliche Häftlinge. Ihre zeitweilig ‚privilegierte' Situation diente jedoch lediglich der nationalsozialistischen Propaganda.[37] Denn trotz der von Anbeginn bestehenden Pläne zur Vernichtung der Theresienstädter Juden wurden diese benutzt, um die Fiktion zu erzeugen, dass die im KZ Auschwitz inhaftierten Juden nicht ermordet werden sollten. Um diese Illusion aufrecht zu erhalten, wurden die für diesen Lagerabschnitt bestimmten Transporte nicht selektiert, die Häftlinge durften ihr Gepäck und ihre Zivilkleidung behalten, ihnen wurden die Haare nicht geschoren und sie durften Briefe schreiben sowie Pakete empfangen. Außerdem wurden für die minderjährigen

[36] Siehe hierzu Benz, Wolfgang: Theresienstadt. Eine Geschichte von Täuschung und Vernichtung, München 2013.

[37] Bondy nennt hierfür den von den Häftlingen vermuteten Grund, dass ein Besuch einer Delegation des Internationalen Roten Kreuzes bevorstand; vgl. Bondy, Ruth: Frauen in Theresienstadt und im Familienlager in Auschwitz-Birkenau, in: Frauen im Holocaust, hrsg. von Barbara Distel, Gerlingen 2001, S. 117-141, hier S. 138.

Häftlinge eine Schule und ein Kindergarten eingerichtet. Trotz der Bezeichnung als ‚Familienlager' lebten Männer und Frauen innerhalb des Lagerteils in getrennten Baracken. Neben den Wohnbaracken verfügte der Lagerabschnitt auch über einen eigenen Häftlingskrankenbau (Baracken 30 und 32). Trotz der vergleichsweise besseren Existenzbedingungen war die Sterblichkeit auch im ‚Familienlager' hoch.[38]

Diese zeitweilig ‚privilegierte' Stellung der Theresienstädter Juden hatte einen unmittelbaren Einfluss auf die dort lebenden Schwangeren und Neugeborenen. Im Gegensatz zu anderen in das KZ Auschwitz deportierten Schwangeren wurden die Theresienstädter Frauen keiner Eingangsselektion unterzogen.[39] Sie waren also nicht der Gefahr ausgesetzt, als arbeitsunfähig eingestuft und daraufhin in den Gaskammern ermordet zu werden. Die nicht durchgeführte Selektion ermöglichte eine ordnungsgemäße Aufnahme in die Lagerevidenz. Zudem war es ihnen, im Vergleich zu den in anderen Lagerabschnitten untergebrachten Jüdinnen, erlaubt, ihre Kinder zu gebären. Auch wurden ihre Neugeborenen, im Gegensatz zu den Kindern der anderen Jüdinnen, nicht unmittelbar nach der Geburt getötet.[40]

Doch diese vergleichsweise ‚bessere' Lebenssituation war jedoch nicht von langer Dauer. Die bevorzugte Behandlung der Theresienstädter Juden fand im Frühjahr des Jahres 1944 ein jähes Ende. Zwischen März und Juli 1944 wurde das ‚Familienlager' fast vollständig ‚liquidiert'. Lediglich 3.000 Personen, welche Anfang Juli 1944 bei einer Selektion zur Überstellung in andere Konzentrationslager ausgewählt wurden, entgingen dieser Mordaktion.[41] Von ihnen überlebten nur 1.200 Personen das KZ Auschwitz und die Konzentrationslager, in welche sie im Anschluss überstellt wurden.[42]

3.2 Im ‚Durchgangslager'

Den Gegensatz zu den zeitweilig ‚privilegierten' Häftlingen des ‚Familienlagers' bildet die Situation der in den ‚Durchgangslagern' inhaftierten Personen. Diese sogenannten ‚Durchgangslager' wurden im Juli 1944 im Zuge der Vernichtung der ungarischen Juden eingerichtet.[43] Aufgrund des großen Umfangs der Transporte und

---

[38] Vgl. Strzelecka, Irena/Setkiewicz, Piotr: Bau, Ausbau und Entwicklung des KL Auschwitz und seiner Nebenlager, in: Auschwitz 1940-1945. Studien zur Geschichte des Konzentrations- und Vernichtungslagers Auschwitz, hrsg. von Wacław Długoborski und Franciszek Piper, Band 1: Aufbau und Struktur des Lagers, Oświęcim 1999, S. 73-155, S.112.

[39] Bondy: Frauen, S. 138; Langbein: Menschen, S. 271.

[40] Kubica: Kinder, S. 294.

[41] Strzelecka/Setkiewicz: Bau, S.114

[42] Ebenda, S. 112.

[43] Ebenda, S. 115.

der sich daraus ergebenden enormen Anzahl der Deportierten war es nicht mehr möglich, die Ankommenden sofort zu selektieren.

Während die Männer in Baracken des Lagerabschnitts BIIe untergebracht wurden, brachte man die Frauen in die Abschnitte BIIc und BIII. Hierbei handelte es sich jedoch lediglich um eine Zwischenstation. Dies zeigt sich unter anderem in der Tatsache, dass diese Personen nicht in die Evidenz des Lagers aufgenommen wurden und somit formal keine Häftlinge des KZ Auschwitz waren. Sie mussten hier unter extrem widrigen Bedingungen auf die Entscheidungen über ihr weiteres Schicksal warten. Für die meisten von ihnen waren die ‚Durchgangslager‘ ein „Warteraum in das Gas“[44], andere wurden von hier aus zum Arbeitseinsatz in innerdeutsche Konzentrationslager deportiert. Die übrigen wurden schließlich als Häftlinge im KZ Auschwitz registriert.

Unter den zahlreichen Häftlingen der ‚Durchgangslager‘ – in den Sommermonaten des Jahres 1944 waren es durchschnittlich 30.000 bis 50.000 Insassen[45] – befanden sich mit an Sicherheit grenzender Wahrscheinlichkeit auch schwangere Frauen. Die Vielzahl der Personen, aber auch die nicht vorgenommene Eingangsselektion, begründet diese Annahme. Leider ist es aufgrund der fehlenden Registrierung nicht möglich, eine genaue Anzahl festzustellen.

Dass sich offensichtlich Schwangere unter den Häftlingen der ‚Durchgangslager‘ befanden, zeigt sich außerdem darin, dass die Lagerleitung versuchte, Entbindungen zu verhindern. Unabhängig davon, wie weit die Schwangerschaft schon fortgeschritten war, wurde der Embryo mittels einer Spritze abgetrieben oder die Schwangerschaft operativ abgebrochen.[46] Trotz dieser Eingriffe, die ohne Zustimmung der Frauen erfolgten, ist davon auszugehen, dass in den ‚Durchgangslagern‘ Geburten stattfanden. Während der Existenz des KZ Auschwitz gelang es Schwangeren immer wieder, ihren Zustand vor dem Lagerpersonal geheim zu halten. Auf Grund der mangelnden Alternativen ist davon auszugehen, dass die Frauen ihre Kinder in den Baracken des ‚Durchgangslagers‘ gebären mussten. Diese sogenannten ‚Schweizer‘ Baracken verfügten über Fenster und eingezogene Decken, jedoch hatten sie weder eine Inneneinrichtung, Beleuchtung, Wasserzufuhr noch Kanalisation. Somit waren die ungefähr 1.000 Frauen, welche in solch einer Baracke untergebracht waren, gezwungen, auf dem blanken Boden zu nächtigen.[47] Die Situation der sich unter ihnen befin-

[44] Strzelecka/Setkiewicz: Bau, S. 116.
[45] Ebenda; Czech: Kalendarium, S. 699.
[46] Kubica: Kinder, S. 294.
[47] Strzelecka/Setkiewicz: Bau, S. 117.

denden werdenden Mütter war somit noch erheblich schlechter als in anderen Lagerteilen. Dies verringerte die Überlebenschancen der Schwangeren, der Mütter und ihrer Neugeborenen extrem. Es kann zudem davon ausgegangen werden, dass die Neugeborenen beim Auffinden durch die SS sofort getötet wurden.

4 Geburt in der Unterkunftsbaracke: Das Fallbeispiel Anni Sussmann

Die schwangeren Häftlingsfrauen im KZ Auschwitz – hatten sie die Eingangsselektion überlebt – mussten auch innerhalb des Lagerkomplexes weiterhin besonders um ihr Leben fürchten. Am gefährlichsten war der Zeitpunkt, wenn die Geburt des Kindes unmittelbar bevorstand. Stanisław Jankowski, ein Mitglied des sogenannten Sonderkommandos im KZ Auschwitz, beschreibt die Situation der Schwangeren bei der Selektion und im Frauenlager:

> „Ich bemerkte, dass ins Lager eingelieferte schwangere Frauen sofort erschossen wurden. Im Fall, dass eine Schwangerschaft nicht erkannt wurde, konnte diese Frau gebären, aber nur im Geheimen und natürlich musste sie ihr neugeborenes Kind einbüßen, anderenfalls hätte sie zusammen mit ihm ihr Leben verloren.“[48]

Ein solches Schicksal, das auch ihre Freundin Anni erlitt, schildert Lilli Segal in ihren Erinnerungen. Die gemeinsame Geschichte der beiden im Widerstand tätigen Frauen, der Berliner Jüdin Lilli Segal und der Wiener Jüdin Anni Sussmann[49] begann in der ‚Sauna‘ in Auschwitz-Birkenau. Beide Frauen wurden am 31. Juli 1944 von Drancy in das KZ Auschwitz deportiert.[50]

> „Zu unserem großen Sorgenkind wurde Anni. Sie war bei ihrer Ankunft in Auschwitz im fünften Monat schwanger gewesen. Wenn sie nackt war, konnte man ihren Zustand Anfang September bereits deutlich sehen. Anni wusste, dass schwangere Frauen entweder zur Vernichtung selektiert wurden oder, was noch schlimmer war, in einen Spezialblock im A-Lager transportiert wurden, in dem man medizinische Experimente an ihnen vornahm. Sie stellte sich immer in eine der hinteren Reihen. Ende September, viel zu früh, fingen plötzlich kurz nach dem Morgenapell Wehen an.“[51]

Den Frauen gelang es gerade noch, die junge Frau unbemerkt in den ihnen zugewiesenen Block zu bringen. Sie versuchten, eine Pritsche in einer dunklen Ecke zu finden, die nicht völlig verschmutzt war. Eine der Frauen wurde sogleich losgeschickt, um für

---

48 Staatliches Museum Auschwitz-Birkenau (Hrsg.): Inmitten des grauenvollen Verbrechens. Handschriften von Mitgliedern des Sonderkommandos, Oświęcim 1996, S. 40f.

49 Anni Sussmann wurde Ende der 1980er Jahre zusammen mit ihrem Mann Heinrich Sussmann von Schülern zu ihren Erbnissen während der Zeit des Nationalsozialismus befragt. In ihrem Bericht über ihre Inhaftierung im KZ Auschwitz macht sie erstaunlicherweise keinerlei Aussagen über ihre Schwangerschaft und das Schicksal ihres neugeborenen Kindes (vgl. Horsky, Monika (Hrsg.): Man muss darüber reden. Schüler fragen KZ-Häftlinge, Wien 1988 (Dokumente, Berichte, Analysen 2), S. 130-182).

50 Segal, Lilli: Vom Widerspruch zum Widerstand. Erinnerungen einer Tochter aus gutem Hause, Berlin/Weimar 1986, S. 198.

51 Ebenda, S. 208f.

die Geburt wenigstens etwas Wasser zu besorgen. Ihr Vorhaben scheiterte, allerdings gelang es ihr, unbemerkt eine saubere Decke in ihren Besitz zu bringen. Mit der Unterstützung ihrer Freundinnen gebar Anni einen gesunden Jungen.[52] Die extrem primitiven Umstände dieser Geburt forderten das ganze Improvisationstalent der Frauen. Um das Neugeborene abzunabeln, fehlte es an den entsprechenden Instrumenten und auch eine Schere oder ein Messer waren nicht vorhanden. So wurde eine halbe Brotration gegen einen sauber aussehenden Faden eingetauscht. Anni musste aber dringend in den Häftlingskrankenbau gebracht werden. Heimlich, in die gestohlene Decke gewickelt, wurde sie zur Krankenbaracke getragen. Lilli Segal berichtet weiter:

> „Wie es den jüdischen Ärzten gelang, Anni vor dem diensttuenden SS-Arzt zu verbergen, weiß ich nicht. Eine Ärztin, Frau Doktor Fenniger, setzte sofort alles in Bewegung, ihr wenigstens ein Bett zu sichern. Sehr viel mehr konnte sie leider nicht tun. Im Lager gab es keinerlei gynäkologische Instrumente. Das Prinzip: Wer operiert werden muss, ist nicht arbeitsfähig und gehört ins Gas. Das Kind nahm Mengele sofort weg. Er kannte nur eine Behandlung für Säuglinge: die Phenolspritze ins Herz.“[53]

Im Häftlingskrankenbau wurde die junge Frau gewaschen und die Nachgeburt entfernt – unter den primitivsten Bedingungen. Die Freundinnen hatten wenig Hoffnung, Anni wiederzusehen, besonders als sie erfuhren, dass sie außerdem Ruhr und Fieber hatte. Aber die junge Frau hatte Glück:

> „Ich glaube, dass es wirklich den Anstrengungen von Frau Doktor Fenninger zu verdanken ist, wenn Anni nach ein paar Tagen, zwar furchtbar blass und schwach, aber doch lebend, in den Block zurückkehrte.“[54]

---

52 Laut den biographischen Angaben bei Horsky wird die Geburt des Kindes auf den 20.08.1944 datiert und wiederspricht somit Segals Angaben von einer Geburt Ende September 1944. Wenn man den Angaben von Segal folgen möchte, wäre Sussmann zu dem von Horsky genannten Zeitpunkt erst im sechsten Schwangerschaftsmonat gewesen. Leider ergibt sich aus dem von Horsky herausgegebenen Buch nicht, ob Anni Sussmann selbst dieses Datum benannt hat (vgl. Horsky (Hrsg.): Man muss darüber reden, S. 209).

53 Segal: Widerspruch, S. 210.

54 Ebenda.

5 Geburten im Häftlingskrankenbau

Infolge der Ende April 1943 stattgefundenen Entscheidungen zur Euthanasie-Aktion 14f13 ‚mussten' arbeitsfähige Schwangere nicht mehr sofort ermordet, sondern konnten auch als Häftlinge im KZ Auschwitz registriert werden. Als Konsequenz dieser Veränderung stellte sich nun auch die Frage nach einem Ort, an dem Geburten stattfinden sollten. Der zuvor beschriebene Fall von Anni Sussmann entspricht nicht der von der Lagerverwaltung vorgesehenen Regelung. Geburten im KZ Auschwitz sollten offiziell im Häftlingskrankenbau stattfinden. In den letzten Wochen vor der Niederkunft wurden schwangere Häftlingsfrauen in einen sogenannten ‚Schwangerenblock' verlegt.[55] Es ist jedoch eher unwahrscheinlich, dass es sich hierbei um einen Block handelte, der einzig und allein für die Unterbringung von Schwangeren vorgesehen war. Es ist vielmehr davon auszugehen, dass es sich hierbei wohl lediglich um einen bestimmten Teil im Häftlingskrankenbau des Birkenauer Frauenlagers handelte, welcher zur allgemeinen Rekonvaleszenz der Kranken genutzt wurde.

Gesicherte Angaben lassen sich hingegen zu dem Ort machen, an dem innerhalb des Häftlingskrankenbaus die Geburten durchgeführt wurden. Anfänglich fand dies in der Baracke 24 des Frauen-Häftlingskrankenbaus (nach der 1943 geltenden Nummerierung) im Lagerabschnitt BIa statt. Dort leistete eine als ‚krimineller Häftling' eingestufte ‚Blockälteste' Geburtshilfe, welche lediglich als ‚Schwester Klara' bekannt ist.[56]

Zur Person jener ‚Schwester Klara' sind die Angaben der ehemaligen Häftlinge kontrovers. Einige der Aussagen widersprechen der Vermutung, dass ‚Schwester Klara' eine Häftlingsfrau gewesen sein soll. Demnach könnte sie auch eine sogenannte ‚Freischwester' gewesen sein, welche auf Basis einer freiwilligen Meldung ihren Dienst als Hebamme beziehungsweise als Krankenschwester im Auftrag des Deutschen Roten Kreuzes im KZ Auschwitz versah. Weitere differenzierte Aussagen, die aber grundsätzlich davon ausgehen, dass es sich bei ‚Schwester Klara' um eine Häftlingsfrau handelte, betreffen die Farbe des an die Kleidung angenähten Winkels, anhand dessen sich der Haftgrund der Person ablesen ließ. Einige frühere Häftlinge erinnern sich daran, dass ‚Schwester Klara' einen schwarzen Winkel (‚Asozial') trug, andere berichten von einem grünen Winkel (‚Kriminell').[57] Stanisława Leszczyńska, welche als Hebamme im KZ Auschwitz tätig war, berichtet davon, dass ‚Schwester Klara' eine „Berufsverbrecherin" war, welche wegen eines begangenen „Kindermordes" in das KZ

[55] Adelsberger, Lucie: Auschwitz. Ein Tatsachenbericht, Bonn 2001, S. 79.
[56] Vgl. Kubica: Kinder, S. 325.
[57] Vgl. ebenda, S. 325f.

Auschwitz deportiert wurde.[58] Wenn man dieser Aussage Glauben schenken mag, müsste ‚Schwester Klara' eine Häftlingsfrau gewesen sein, welche durch einen grünen Winkel als ‚Kriminelle' gekennzeichnet war. Ob sie sich tatsächlich des Kindermordes schuldig gemacht hatte, ist nicht bekannt. Möglich wäre, dass es sich hierbei um eine Behauptung handelt, welche nur zu gut in das erinnerte Bild der ‚Schwester Klara' passen würde, da sie durch die Tötung der Neugeborenen als besonders brutal empfunden wurde. Auch die Position einer Blockältesten würde eher für die Möglichkeit sprechen, dass sie selbst im KZ Auschwitz inhaftiert war. Dies ist dadurch zu begründen, dass Funktionshäftlinge, also auch Blockälteste, zumeist aus dem Kreis der als ‚Asozial' oder ‚Kriminell' eingestuften Häftlinge ausgewählt wurden. Trotz aller Kontroversen um die Person der ‚Schwester Klara' lässt sich ziemlich sicher sagen, dass sie von Beruf ausgebildete Hebamme war.[59] Bei ihrer Arbeit wurde sie von einer als kriminell eingestuften deutschen Häftlingsfrau unterstützt, die unter dem Namen ‚Pfani' bekannt war. Laut der Aussage von Stanisława Leszczyńska soll sie eine Prostituierte gewesen sein.[60]

Trotz der Geburtshilfe durch die beiden Deutschen war die Gebärsituation extrem schwierig und primitiv. Die Frauen mussten ihre Kinder auf dem die Baracke durchziehenden Ziegelsteinkamin zur Welt bringen.[61] Dieser Ort genügte weder hygienischen Standards, noch verfügte er über einen Sichtschutz, sodass sich die Geburt vor den Augen aller Kranken vollzog.

Nach vollbrachter Geburt war das Schicksal der Neugeborenen immer dasselbe: Bis Mai 1943 hatten die neugeborenen Kinder keine Überlebenschance. Sie wurden unmittelbar nach der Geburt von ‚Schwester Klara' und ‚Schwester Pfani' in einem mit Wasser gefüllten Fass ertränkt.[62]

Etwa zur selben Zeit, im Mai 1943, erkrankte die deutsche Hebamme und wurde von nun an von der polnischen Geburtshelferin Stanisława Leszczyńska vertreten.[63] Wahrscheinlich war ‚Schwester Pfani' nach dem gesundheitsbedingten Ausscheiden von ‚Schwester Klara' ebenfalls nicht mehr als Helferin tätig. Dafür spricht die Tatsache, dass Stanisława Leszczyńska eine Zeit lang von ihrer Tochter, der Medizinstudentin

---

58 Leszczyńska, Stanisława: Bericht einer Geburtshelferin aus Auschwitz, in: In der Hölle retteten sie die Würde des Menschen, hrsg. vom Internationalen Auschwitz Komitee, Warszawa 1970 (Anthologie II/2), S. 172-183, hier S. 180.

59 Kubica: Kinder, S. 326.

60 Leszczyńska: Bericht, S. 180.

61 Kubica: Kinder, S. 326.

62 Leszczyńska: Bericht, S. 180.

63 Kubica: Kinder, S. 326.

Sylwia Leszczyńska, unterstützt wurde. Nachdem diese jedoch erkrankte, erhielt sie fortan Hilfe von der polnischen Hebamme Rufina Karłowska.[64]

Nachdem nichtjüdische Neugeborene ab der ersten Jahreshälfte 1943 am Leben bleiben durften, wurden jüdische Neugeborene weiterhin mit „rücksichtsloser Grausamkeit“[65] verfolgt. Ihre Ermordung blieb die Aufgabe von ‚Schwester Klara‘ und ‚Schwester Pfani‘, auch nach ihrem Ausscheiden aus der Geburtshilfe. Die beiden deutschen Frauen beobachteten die gebärenden Jüdinnen aufmerksam und verhinderten somit die Verheimlichung der Geburt eines jüdischen Kindes.[66] Dies machte die Rettung der Kinder unmöglich. Die Neugeborenen wurden, wie sich Stanisława Leszczyńska erinnert, „sofort mit der Nummer der Mutter tätowiert, in einem Fass ertränkt und vor den Block hinausgeworfen“[67].

Der Häftlingskrankenbau mit der allgegenwärtigen Angst vor dem Tod und katastrophalen hygienischen Bedingungen war mit Sicherheit nicht der richtige Ort, um den Schwangeren und ihren Kindern die nötige Erholung und Genesung zu bieten. Auch hier war der Unterschied in der Behandlung zwischen nichtjüdischen und jüdischen Frauen zu spüren. Anna Polschtschikowa beschreibt in ihren Lebenserinnerungen, dass es für sie „tatsächlich Windeln, Decken, kleine Mützen und sogar einen Strampelanzug“[68] gab. Die Situation der anderen Schwangeren beschreibt sie wie folgt:

> „Die Mehrheit der Frauen, besonders die jüdischen Frauen, gingen ohne auch nur einen Fetzen ins Krankenlager, um zu gebären, und konnten ihre Neugeborenen nicht mal wickeln […].“[69]

Die Unterbringung der Frauen im Häftlingsbau war jedoch für Jüdinnen wie Nichtjüdinnen die gleiche. Die kranken Frauen lagen in dreistöckigen Pritschen, welche zu beiden Seiten angebracht waren. Als eine Art Matratze diente ihnen laut Stanisława Leszczyńska ein „schmutziger, mit erstarrtem Blut und Exkrementen befleckter Strohsack“[70], in dem das „völlig zerriebene Stroh schon lange als Staub verflog“[71] und die Frauen so zu dritt oder viert auf den fast nackten, nicht geglätteten Brettern liegen mussten. Kaum vorhandenes Wasser, Ungeziefer und „an den Leichen gemästete Rat-

[64] Vgl. Kubica: Kinder, S. 326.
[65] Leszczyńska: Bericht, S. 181.
[66] Ebenda.
[67] Ebenda, S. 173.
[68] Zitiert nach Meyer: Namen, S. 326.
[69] Ebenda.
[70] Leszczyńska: Bericht, S. 173.
[71] Ebenda.

ten“[72] von der „Größe einer Katze“[73] erschwerten den Schwangeren, Kranken und dem medizinischen Personal das Leben und Arbeiten zusätzlich. Der völlige Mangel an antiseptischen Mitteln, Verbandszeug und Medikamenten ließ die Betreuung und eine mögliche Heilung der Patienten unmöglich werden.[74] In ihren Erinnerungen beschreibt Stanisława Leszczyńska:

> „Unter diesen Umständen war das Schicksal der Hebamme beklagenswert und die Rolle der Geburtshelferin äußerst schwierig.“[75]

Um zumindest die Gebärsituation der Frauen ein wenig zu verbessern, wurde auf Initiative von Stanisława Leszczyńska im Häftlingskrankenbau der Frauen eine durch einen Vorhang abgeteilte ‚Entbindungsstube‘ eingerichtet, um die Frauen von den anderen Kranken abzuschirmen.[76] Die dreißig dem Kamin am nächsten gelegenen Pritschen bildeten diese improvisierte ‚Entbindungsstube‘.[77] Diese neu eingerichtete Stube befand sich anfangs in Block 16 (nach dem Stand der 1943 geltenden Nummerierung). Später wurde sie in den für die Rekonvaleszenz der Kranken vorgesehenen ‚Schonungsblock‘ 17 verlegt, wo sich die Entbindungsstube von Dezember 1943 bis weit ins Frühjahr 1944 befand. Danach wurde die ‚Entbindungsstube‘ in Baracke 10 (nach der Mitte 1944 vorgenommen Änderung der Nummerierung handelte es sich dann um Block 24) untergebracht, wo sich auch die gynäkologische Stube der polnischen Häftlingsärztin Irena Konieczna befand.

[72] Leszczyńska: Bericht, S. 173.
[73] Ebenda, S. 174.
[74] Ebenda, S. 175.
[75] Ebenda.
[76] Kubica: Kinder, S. 326.
[77] Leszczyńska: Bericht, S. 174.

6 Die postnatale Situation

6.1 Existenzbedingungen

Nachdem es schwangeren Frauen erlaubt war, ihre Kinder zu gebären und diese nicht mehr unmittelbar nach der Geburt getötet wurden, konnten die Neugeborenen nun bei ihren Müttern verbleiben.[78] Für nichtjüdische Kinder galt dies wahrscheinlich ab Juni 1943, jüdische Neugeborene wurden wohl erst ab dem November Jahr 1944 nicht mehr gezielt getötet.[79]

Trotz dieser Veränderungen wäre es jedoch falsch, von einer tatsächlichen Verbesserung der Situation zu sprechen. Die Neugeborenen waren lediglich nicht mehr von unmittelbar gegen sie gerichteter Gewalt betroffen. Die Lebensbedingungen im KZ Auschwitz waren grundsätzlich so gravierend schlecht, dass die Überlebenschancen der Babys immer noch sehr gering waren. Hierbei hatten die Lebensumstände der Mütter zwangsläufig großen Einfluss auf die Situation ihrer Kinder. So waren die meisten Frauen auf Grund des akuten Nahrungsmangels und der harten körperlichen Arbeit zu schwach und ausgezehrt, um ihre Kinder zu säugen. Viele Mütter hatten keine oder viel zu wenig Milch, um ihre Neugeborenen zu ernähren. Dies bestätigt auch Stanisława Leszczyńska:

> „Die vom Hunger ausgedörrten Brüste der Mütter reizten nur die Lippen der Neugeborenen, lösten eine Reflexbewegung aus und steigerten noch den Hunger."[80]

Von Seiten der Lagerleitung war es nicht vorgesehen, diesen Umstand zu kompensieren und somit die Ernährungssituation der Kinder zu verbessern. Wöchnerinnen und ihren Babys stand keine spezielle Versorgung oder eine kindgerechte Zusatzernährung zu, „nicht mal einen Tropfen Milch."[81]

Ihnen wurde lediglich die übliche Häftlingsportion zugeteilt.[82] Die von der Lagerleitung ausgegebene Häftlingsnahrung war jedoch desaströs. Die Lebensmittel hatten kaum Nährwert und waren oft verdorben. Zudem erhielten die Häftlinge oftmals nicht die ihnen eigentlich zustehende Menge. Die jüdische Ärztin Sima Vaisman beschreibt die Ernährungssituation der Häftlinge in ihren unmittelbar nach der Befreiung verfassten Erinnerungen:

---

[78] Kubica: Kinder, S. 325.
[79] Ebenda; Langbein: Menschen, S. 270.
[80] Leszczyńska: Bericht, S. 179.
[81] Ebenda.
[82] Kubica: Kinder, S. 328.

> „[…] und schließlich kehren wir in den Block zurück, wo man uns nicht die Ration austeilt, auf die wir Anspruch hätten (Brot und 20g Margarine, dreimal die Woche), oder zweimal die Woche Wurst (eine Scheibe) oder zweimal die Woche einen Löffel Rübenmarmelade, sondern diese Ration in reduzierter Form, denn das Blockpersonal will sich satt essen und mit dem, was es von unserer mageren Ration abzieht, Zigaretten, ‚Kleidung' etc. eintauschen."[83]

Diese Nahrung war demnach auf Grund von mangelnder Qualität und Quantität gänzlich ungeeignet, um Kranke zu kurieren oder damit Säuglinge zu füttern. Trotzdem versuchten manche Frauen in ihrer Not, die verhungernden Neugeborenen mit Lagerbrot und Lagersuppe zu füttern.[84] Mit dieser Entscheidung beschleunigten sie jedoch, ohne es zu wissen, nur noch den Tod ihrer Kinder.

Erst ab dem Jahr 1944 wurde den Wöchnerinnen während ihres Aufenthaltes im Häftlingskrankenbau eine sogenannte Diätkost verabreicht. Statt des sonst üblichen Kräuteraufgusses und der Brotportion bekamen die Frauen morgens und abends ein halbes, aus hellem Mehl gebackenes Brötchen und einen halben Liter Magermilchsuppe.[85] Inwieweit diese Diätkost tatsächlich ausgegeben wurde, lässt sich an dieser Stelle jedoch nicht mehr überprüfen. Trotz dieser speziellen, verhältnismäßig reichhaltigeren Nahrung wurde dennoch die überlebenswichtige Kalorienzufuhr permanent unterschritten. Der Hunger blieb für die Frauen und ihre Neugeborenen somit ein allgegenwärtiger Begleiter.

Neben solch existenziellen Mängeln, wie der Nahrung für die Frauen und Kinder, fehlte es auch an Wäsche, Bekleidung und Windeln für die Neugeborenen, und so wickelten die Frauen in ihrer Not die Neugeborenen in Papierbandagen.[86] Die im Krankenbau tätigen Häftlinge versuchten für ihre Patientinnen und deren Kinder warmes Wasser, saubere Wäsche und weiße Laken für die Anfertigung von Windeln zu ‚organisieren'.[87]

Zusammenfassend lässt sich feststellen, dass trotz des Beschlusses, nichtjüdische Kinder fortan am Leben zu lassen, die Überlebenschancen für Neugeborene weiterhin äußerst gering waren. Die meisten starben bereits wenige Wochen und Monate nach der Geburt. Sie wurden nun nicht mehr durch die Hand der SS ermordet, sondern vielmehr durch die im Lager vorherrschenden Umstände dezimiert. Dies bestätigt auch die im Januar 1943 in das KZ Auschwitz deportierte Französin Marie-Claude Vaillant-

[83] Vaisman: Auschwitz, S. 19.
[84] Kubica: Kinder, S. 328.
[85] Vgl. ebenda.
[86] Ebenda.
[87] Ebenda.

Couturier im Jahr 1946 in ihrer Aussage im Rahmen des Nürnberger Kriegsverbrecherprozesses:

> „[…] Angesichts der furchtbaren Verhältnisse im Lager blieben die Kinder nur selten mehr als vier bis fünf Wochen am Leben.“[88]

6.2 Die Registrierung Neugeborener

Kinder, die jedoch einige Wochen am Leben blieben, wurden als ‚Neuzugänge‘ in die Evidenz des Lagers aufgenommen. Hierfür musste zuerst das Standesamt Auschwitz eine Geburtsurkunde ausstellen. Um die Vorgänge in den nationalsozialistischen Konzentrationslagern möglichst geheim zu halten, mussten Einrichtungen zur Verfügung stehen, welche einen Teil der amtlichen Obliegenheiten der zuständigen Stellen der staatlichen Verwaltung übernehmen konnten. Solche Einrichtungen waren die lagereigenen Standesämter. Während in der Frühphase des Bestehens des KZ Auschwitz noch alle Personenstandsangelegenheiten durch das Standesamt Bielsko (Bielitz) ausgeführt wurden, kam es 1941 zur Gründung der sogenannten, amtlich als ‚Standesamt in Auschwitz, Kreis Bielitz‘, bezeichneten Behörde. Das Standesamt gliederte sich in Referate für Geburten, Eheschließungen und Sterbefälle. Das für Geburten zuständige Referat führte Buch über alle im Lager geborenen Kinder.[89] Der in den Geburtsurkunden angegebene Geburtsort ‚Auschwitz Kasernenstraße‘ diente zur Verschleierung des Konzentrationslagers als tatsächlicher Geburtsort. Es ist kein Fall bekannt, in dem das KZ Auschwitz als tatsächlicher Geburtsort geführt wurde.[90] Auf Grundlage dieser Eintragungen wurden Dokumente angefertigt, welche an das Aufnahme- und Entlassungsbüro der Politischen Abteilung weitergegeben wurden, welches für die Neugeborenen Häftlingsnummern ausgab.[91] Diese Häftlingsnummern entstammten den laufenden Serien. Mädchen erhielten ihre Nummer aus der Serie der Frauen und Jungen entsprechend aus der der Männer.

Die erste im KZ Auschwitz registrierte Geburt fand am 27. Juni 1943 statt. Hierbei handelt es sich um Jerzy Homik, das Kind einer inhaftierten Polin. Der Junge wurde jedoch erst am 4. Oktober 1943 unter der Häftlingsnummer 155909 der allgemeinen Häftlingsnummernserie der Männer registriert. Die erste Häftlingsnummer an ein

[88] Meyer: Namen, S. 313.

[89] Vgl. Lasik, Aleksander: Die Organisationsstruktur des KL Auschwitz, in: Auschwitz 1940-1945. Studien zur Geschichte des Konzentrations- und Vernichtungslagers Auschwitz, hrsg. von Wacław Długoborski und Franciszek Piper, Band 1: Aufbau und Struktur des Lagers, Oświęcim 1999, S. 165-320, hier S. 206.

[90] Kubica: Kinder, S. 325.

[91] Lasik: Organisationsstruktur, S. 206.

Neugeborenes wurde dagegen bereits am 18. September 1943 ausgegeben.[92] Wie allen anderen Häftlingen wurden auch den Kindern ihre zugeteilten Nummern tätowiert. Im Gegensatz zu den Erwachsenen wurde auf Grund der Größe die Häftlingsnummer zumeist auf dem Oberschenkel, dem Gesäß oder in seltenen Fällen auch auf dem Arm angebracht.

6.3 Zwangsgermanisierung

Einige der im KZ Auschwitz geborenen Kinder, die hinsichtlich ihres Aussehens dem nordischen Typ entsprachen, also blonde Haare und blaue Augen hatten, wurden von SS-Ärzten als ‚eindeutschungsfähig' eingestuft. Diese als ‚rassisch wertvoll' empfundenen Kinder nichtjüdischer Herkunft wurden in Lager der Umwandererzentralstelle nach Łódz (damals Litzmannstadt) oder Potulice sowie in spezielle Einrichtungen der Organisation ‚Lebensborn' gebracht, welche unter anderem die ‚Germanisierung' aus ‚dem Osten' stammender Kinder betrieb.[93] Über die von den Nationalsozialisten betriebene Zwangsgermanisierung[94] und deren Opfer erklärte Rudolf Höß, der ehemalige Kommandant des KZ Auschwitz in einer Prozessaussage:

> „Das Lager schickte sowohl Kinder aus dem Generalgouvernement als auch Kinder aus Weißrussland und im Lager geborene Kinder anfänglich zur Umwandererzentralstelle nach Litzmannstadt […]".[95]

Nach dem Krieg in einem Archiv in Bydgoszcz, im heutigen Nordwesten Polens, aufgefundene Dokumente belegen, dass der erste Transport mit für die ‚Eindeutschung' bestimmten Kindern Anfang November des Jahres 1943 aus dem KZ Auschwitz in das Lager Potulice abging. Hierbei handelte es sich um aus der Sowjetunion stammende Kinder. Durch weitere Erklärungen von Rudolf Höß und Aussagen ehemaliger Häftlinge kann aber belegt werden, dass bereits früher kleinere Transporte mit Kleinkindern und Säuglingen das Lager Auschwitz verließen.[96]

Dies bestätigt auch die Häftlingshebamme Stanisława Leszczyńska:

92 Vgl. Kubica: Kinder, S. 293.
93 Vgl. ebenda, S. 339.
94 Siehe hierzu Hopfer, Ines: Geraubte Identität. Die gewaltsame „Eindeutschung" von polnischen Kindern in der NS-Zeit, Wien/Köln/Weimar 2010.
95 Kubica: Kinder, S. 339.
96 Ebenda, S. 340.

> „Im Mai 1943 änderte sich die Lage mancher Kinder. Blauäugige und blonde Kinder wurden den Müttern abgenommen und nach Naklo zur Eindeutschung geschickt.“[97]

Ihren Erinnerungen zufolge soll es sich um hunderte Kinder gehandelt haben. Sie war es auch, die Säuglinge auf eine der SS entgangene Weise tätowierte, um die von den Müttern getrennten Kinder später einmal wiederfinden zu können.[98] Inwieweit diese Methode nach der Befreiung des KZ Auschwitz tatsächlich zur Zusammenführung der Mütter und ihrer Kinder beigetragen hatte, ist nicht bekannt. Sicher ist jedoch, dass die Mütter im Moment der Trennung wenigstens die Hoffnung hatten, ihre Kinder irgendwann einmal wieder in die Arme schließen zu können.

[97] Langbein: Menschen, S. 268.
[98] Leszczyńska: Bericht, S. 181.

7 Rettungs- und Hilfsmaßnahmen

Der Alltag im KZ Auschwitz war geprägt von nagendem Hunger, ständiger Angst vor Selektionen, dem allgegenwärtigen Tod, unmenschlich harter Arbeit, unvorstellbaren hygienischen Umständen, ständiger Erniedrigung und Entmenschlichung. Solche Umstände waren schon für einen jungen, kräftigen Menschen kaum zu meistern – für Schwangere und ihre Neugeborenen grenzte jeder überlebte Tag an ein Wunder. Auf sich allein gestellt, wäre es den Frauen wohl kaum gelungen, in ihrer Situation den Lageralltag zu überstehen. Sie waren auf die selbstlose Hilfe anderer Häftlinge angewiesen, welche unter Gefährdung ihres eigenen Lebens die Frauen und ihre Kinder unterstützten. Dieser Beistand konnte völlig unterschiedlich aussehen und war natürlich auch von den Möglichkeiten und Qualifikationen der Hilfeleistenden abhängig. So war es den Häftlingsärztinnen Gisella Perl, Olga Lengyel und Lucie Adelsberger mit ihrer medizinischen Ausbildung möglich, bei zum Teil hochschwangeren Frauen Abtreibungen vorzunehmen, um so deren Leben zu retten. Die nach dem Krieg verfassten Berichte der Ärztinnen bieten Einblicke in die Motivation der Helfenden und die Schwierigkeiten bei der Durchführung. Ebenso berichten die Medizinerinnen von ihrem sie quälenden Gewissen, welches sie auch noch lange nach ihrer Zeit im KZ Auschwitz verfolgte. Eine andere Perspektive bieten die Erinnerungen von Ruth Elias, die ihren Enkeln von der Hilfe berichtet, die ihr in ihrer größten Not zuteilwurde. Anna Polschtschikowa hingegen stillte fremde Säuglinge und rettete so auch sich selbst das Leben. Diese Frauen stehen beispielhaft für jene namenlos gebliebenen Helferinnen und Helfer, über deren Mut keine der verfassten Erinnerungen Bericht erstattet und deren weiteres Schicksal unbekannt bleibt. Sie belegen die Unterschiedlichkeit der geleisteten Hilfe und zeigen gleichzeitig, dass die Helfer auch heute noch mit der Vergangenheit hadern.

Im Frühjahr des Jahres 1944 wurde die rumänische Ärztin Gisella Perl zusammen mit ihrem Mann und ihrem Sohn von Transsylvanien in das KZ Auschwitz deportiert. Dort wurde sie als Gynäkologin gemeinsam mit ihren Kolleginnen Lucie Adelsberger, Olga Legyel (geb. Schwarz) und Sima Vaismann in der Revierbaracke im Lagerabschnitt BIIc eingesetzt und gehörte zum medizinischen Personal von Josef Mengele.[99] Die Ärztin schöpfte zunächst Hoffnung aus ihrer Aufgabe, kranken Menschen helfen zu können und somit deren Situation zu verbessern. Perls Zuversicht prallte jedoch schnell auf die Realität der ungeeigneten Unterbringungsmöglichkeiten für die Kran-

[99] Vgl. Buser, Verena: Überleben von Kindern und Jugendlichen in den Konzentrationslagern Sachsenhausen, Auschwitz und Bergen-Belsen, Berlin 2011 (Geschichte der Konzentrationslager 1933-1945, Band 13), S. 205.

ken sowie der fehlenden Medikamente und andern Utensilien zur Krankenpflege. Trotz der widrigen Umstände halfen ihr die übertragenen Aufgaben, ihre Sorgen zeitweise zu vergessen und ihrem Dasein einen Sinn zu verleihen.[100] Dennoch wurde ihr klar, dass unter den vorherrschenden Verhältnissen für ihre Patienten keine Genesung möglich war und diese von der Lagerführung auch gar nicht in Erwägung gezogen wurde. Neben diesen Erkenntnissen wurde Perl Augenzeugin einer Situation, die ihr weiteres Handeln stark beeinflusste. Sie konnte beobachten, wie gezielt Schwangere aus einem vor einigen Tagen angekommenen Transport ausfindig gemacht werden sollten. SS-Personal offerierte den Frauen eine Verlegung in ein anderes Lager, wo angeblich bessere Lebensbedingungen vorherrschen sollten. Erst später erfuhr Perl von dem tatsächlichen Schicksal dieser Frauen:

> „Sie wurden von einer Gruppe von SS-Männern und Frauen umringt, die sich einen Spaß daraus machten, diesen hilflosen Kreaturen einen Vorgeschmack auf die Hölle zu geben, nach welchem der Tod ein willkommener Freund war. Sie wurden mit Knüppeln und Peitschen geschlagen, von Hunden zerfetzt, an den Haaren herumgezogen und in den Bauch getreten mit schweren deutschen Stiefeln. Dann, wenn sie zusammenbrachen, wurden sie in das Krematorium geworfen – lebendig."[101]

Diese Beobachtung bewegte sie zu der Ergreifung drastischer Maßnahmen:

> „Der Horror kehrte sich in Revolte um, und diese Revolte holte mich aus meiner Lethargie und gab mir neuen Antrieb zum Leben. Ich musste am Leben bleiben. Es war an mir, all die schwangeren Frauen in Lager C vor diesem höllischen Schicksal zu bewahren. Es war an mir, das Leben der Mütter zu retten, falls es keinen anderen Weg gab, dann durch das Zerstören des Lebens ihrer ungeborenen Kinder. Ich rannte zurück zum Lager und erzählte den Frauen Block für Block was ich gesehen hatte. Niemals wieder sollte jemand ihre Verfassung verraten. Es sollte bis zu unserem letzten Atemzug geleugnet werden, verborgen vor dem SS, den Wächtern und sogar der Blockova [Blockälteste], von deren Wohlwollen unser Leben abhing."[102]

Von nun an führte Perl nachts in der Latrinenbaracke heimlich Abtreibungen durch. Dort entband sie „Frauen im achten, siebten, sechsten, fünften Schwangerschaftsmonat

[100] Vgl. Perl, Gisella: I was a Doctor in Auschwitz, New York 1979, S. 70-72.
[101] Übersetzt aus dem Englischen nach ebenda, S. 80.
[102] Übersetzt aus dem Englischen nach ebenda.

immer in Eile, immer mit meinen fünf Fingern, in der Dunkelheit, unter furchtbaren Bedingungen“.[103]

Gisella Perl belastete die von ihr geleistete Hilfe schwer:

> „Niemand wird jemals verstehen können, was es für mich bedeutete, diese Babys zu zerstören. Nach vielen Jahren medizinischer Praxis war die Geburt für mich immer noch das schönste, das größte Wunder der Natur. Ich habe diese Neugeborenen nicht wie ein Arzt, sondern wie eine Mutter geliebt und es war wieder und wieder mein eigenes Kind, das ich töten musste, um das Leben einer Frau zu retten. Jedes Mal wenn ich in dem Schlamm, Dreck und menschlichen Exkrementen, die den Boden der Baracken bedeckten, niederkniete, um eine Geburt ohne Instrumente durchzuführen, ohne Wasser, ohne die grundlegendsten hygienischen Voraussetzungen, betete ich zu Gott, dass er mir half, die Mutter zu retten, oder ich würde nie wieder eine schwangere Frau anrühren. Und wenn ich es nicht geschafft hätte, wären sowohl Mutter als auch Kind grausam umgebracht worden. Gott meinte es gut mit mir. Durch ein Wunder, was sich für jeden Arzt wie ein Märchen anhören muss, erholte sich jede dieser Frauen wieder und war in der Lage zu arbeiten, was ihr, zumindest für eine Weile, das Leben rettete.“[104]

Genau wie ihre Kollegin Gisella Perl war auch Olga Lengyel an heimlichen Abtreibungen beteiligt. Die im rumänischen Cluj geborene Ärztin wurde zusammen mit ihrem Mann, ihren beiden kleinen Söhnen und ihren Eltern Mitte des Jahres 1944 in das KZ Auschwitz deportiert und war dort als Häftlingsärztin im Lageabschnitt BIIc tätig. Sie überlebte als einzige ihrer Familie das Konzentrationslager.[105] Auch sie sah es als ihre Pflicht an, den Tod des ungeborenen Kindes in Kauf zu nehmen, um wenigstens das Leben der Mutter zu retten, auch wenn diese Hilfeleistung eine Gefahr für das eigene Leben darstellte:

> „Eines Tages beschlossen wir, dass wir lange genug schwach gewesen waren. Wir mussten zumindest die Mütter retten. Um den Plan zu verwirklichen, mussten wir es schaffen, dass die Kinder als Totgeburten durchgehen. Trotzdem mussten viele Vorsichtsmaßnahmen getroffen werden, denn wenn die Deutschen je etwas vermutet hätten, wären wir ebenfalls in die Gaskammern geschickt worden – und zuvor wahrscheinlich noch in die Folterkammer.“[106]

Lengyel berichtet weiter:

[103] Übersetzt aus dem Englischen nach Perl: I was a Doctor in Auschwitz, S. 81f.
[104] Übersetzt aus dem Englischen nach ebenda, S. 82.
[105] Vgl. Meyer: Namen, S. 324.
[106] Übersetzt aus dem Englischen nach Lengyel, Olga: Five Chimneys, London 1959, S. 110.

> „Leider musste das Schicksal des Babys immer dasselbe sein. Nachdem alle Vorsichtsmaßnahmen getroffen waren, klemmten und schlossen wir die Nasenlöcher des kleinen Knirpses zu, und wenn er seinen Mund zum Atmen öffnete, gaben wir ihm die Dosis eines tödlichen Erzeugnisses. Eine Injektion wäre vielleicht schneller gewesen, aber das hätte eine Spur hinterlassen und wir wagten es nicht, die Deutschen die Wahrheit erahnen zu lassen.“[107]

Dieser Plan der Frauen funktionierte und die Kinder wurden gegenüber der Lagerverwaltung als Totgeburten ausgegeben.

Trotzdem hadert auch sie mit ihrem eigenen Handeln:

> „Und so schafften es die Deutschen, sogar aus uns Mörder zu machen. Bis zum heutigen Tag verfolgt mich das Bild dieser ermordeten Babys. Unsere eigenen Kinder kamen in den Gaskammern um und wurden in den Öfen in Birkenau eingeäschert, und wir beseitigten das Leben von anderen, bevor die ersten Laute ihre kleinen Lungen verlassen hatten. Oft sitze ich da und denke darüber nach, was für ein Schicksal diese kleinen Kreaturen, ausgelöscht an der Schwelle zum Leben, gehabt hätten? Wer weiß? Vielleicht töteten wir einen Pasteur, einen Mozart, einen Einstein. Selbst wenn diese Kinder zu einem ereignislosen Leben vorbestimmt gewesen wären, wären unsere Verbrechen nicht weniger furchtbar. Der einzige dürftige Trost ist, dass wir durch diese Morde die Mütter gerettet haben. Ohne unser Einschreiten hätten sie schlimmere Leiden ertragen müssen, denn sie wären in die Öfen des Krematoriums geworfen worden, während sie noch am Leben waren. Jetzt warte ich vergeblich, dass mich mein Gewissen freispricht. Ich kann immer noch die Babys sehen, die aus dem Leib ihrer Mütter kommen. Ich kann ihre kleinen, warmen Körper spüren, als ich sie gehalten habe. Ich staune darüber, zu welchen Tiefen die Deutschen uns haben herabsteigen lassen!“[108]

Eine andere dieser Ärztinnen war die deutsche Jüdin Dr. Lucie Adelsberger. Sie wurde am 17. Mai 1943 mit dem ‚38. Osttransport‘ von Berlin in das KZ Auschwitz deportiert.[109] In ihren Erinnerungen beschreibt sie ihren Antrieb für die Durchführung heimlicher Abtreibungen:

> „Das ärztliche Reglement schreibt vor, dass bei einer Geburt, wenn Mutter und Kind in Gefahr sind, das Leben der Mutter an erster Stelle zu retten ist. So haben

[107] Übersetzt aus dem Englischen nach Lengyel: Five Chimneys, S. 111.
[108] Übersetzt aus dem Englischen nach ebenda.
[109] Adelsberger: Auschwitz, S. 148.

> wir Häftlingsärzte es auch in diesen Fällen heimlich gehandhabt. Das Kind musste sterben, damit das Leben der Mutter erhalten bliebe.“[110]

Die Durchführung heimlicher Abtreibungen ist wohl eine der drastischsten Möglichkeiten für eine Hilfeleistung durch Häftlinge, die als medizinisches Personal eingesetzt wurden. Auch im folgenden Beispiel kam der Mutter und dem neugeborenen Kind eine Häftlingsärztin zu Hilfe, um einen von dem berüchtigten Lagerarzt Josef Mengele initiierten Hungerversuch zu beenden.

Die Schwangere Ruth Elias wurde aus dem Ghetto Theresienstadt in das KZ Auschwitz deportiert und dort im ‚Familienlager‘ BIIb untergebracht. Das Ende ihrer Schwangerschaft verbrachte sie im Krankenrevier, wo am 3. August 1944 die Geburtswehen einsetzten. Eine polnische Hebamme forderte sie auf, sich auf den Kamin der Baracke zu legen, um dort zu gebären. Die Hebamme konnte jedoch keine normale Entbindung vornehmen, da weder eine sterilisierte Schere zum Durchschneiden der Nabelschnur noch warmes Wasser vorhanden waren. Trotz dieser unglaublich primitiven Umstände gebar die junge Frau ein gesundes Mädchen. Auf seiner täglichen Visite sah Josef Mengele, dass Ruth Elias entbunden hatte und gab einer Ärztin die Anweisung, der jungen Mutter die Brust fest zu bandagieren, damit diese ihr Neugeborenes nicht stillen konnte. Es sollte offensichtlich ein Experiment durchgeführt werden, um zu beobachten, wie lange das Kind ohne Nahrung überleben konnte. Anschließend kam Mengele jeden Tag ins Krankenrevier, um nach der Mutter und ihrem immer schwächer werdenden Säugling zu sehen. Nach sieben Tagen kündigte er an, Ruth Elias und ihre namenlos gebliebene Tochter abholen zu kommen, was letztlich deren Tod bedeutet hätte, denn für ihn hatten sie ihren Zweck erfüllt. Die Häftlingsärztin Maca Steinberg (heute Bleyer) wurde auf die verzweifelte Frau aufmerksam und beschaffte ihr heimlich eine Spritze mit Morphium, um das Kind zu töten und damit wenigstens die Mutter retten zu können. Die verzweifelte Mutter verabreichte ihrem Kind schließlich die Injektion. Als Mengele am nächsten Tag vom Tod des Kindes erfuhr, ließ er von Ruth Elias ab.[111]

Die vorangegangenen Beispiele zeigen, dass es nur möglich war, das Leben schwangerer (jüdischer) Frauen zu retten, wenn sie eine Fehlgeburt hatten, die Schwangerschaft

[110] Adelsberger: Auschwitz, S. 79.

[111] Vgl. Elias, Ruth: Die Hoffnung erhielt mich am Leben. Mein Weg von Theresienstadt und Auschwitz nach Israel, München 1988, S. 178-191.

abgebrochen wurde oder das Neugeborene starb. So waren die Häftlinge gezwungen, das Leben des Neugeborenen zu beenden, um das der Mutter zu erhalten.[112]

Neben den vom medizinischen Personal durchgeführten Hilfsmaßnahmen gab es auch immer wieder Akte von Menschlichkeit und Güte unter den Häftlingen. Dabei ging es weniger um medizinische Aspekte als um lebensverlängernde Maßnahmen. Ein Beispiel hierfür ist der Bericht von Marta Wijas-Bielecka, welche Ende 1943 als Funktionshäftling in Baracke 17 eingesetzt war, in der sich zu dieser Zeit die Entbindungsstube befand. Sie beschreibt, dass es den Frauen gelang, einige jüdische Kinder zu retten, indem Polinnen, deren Kinder zuvor gestorben waren, die Neugeborenen als ihre Kinder ausgaben.[113] So retteten sie wenigstens eine Zeit lang das Leben der fremden Kinder. Diese waren neben der unmittelbar vom Lagerpersonal ausgehenden Gefahr vor allem von akutem Hunger betroffen.

In einigen Fällen gelang es jedoch Wöchnerinnen, die Neugeborenen anderer Mütter ebenfalls zu stillen, um sie damit vor dem Verhungern zu retten. Ein Beispiel für eine solche Frau ist die aus der Sowjetunion stammende Anna Polschtschikowa, die nach einem zweijährigen Zwangsarbeitseinsatz in Wien im Februar 1944 in das KZ Auschwitz deportiert wurde. Dort gebar sie am 15. Oktober 1944 einen gesunden Sohn, den sie Viktor nannte und der unter der Nummer 199784 in die Lagerevidenz aufgenommen wurde. Die junge Mutter war eine der wenigen Frauen, denen es trotz ihres körperlichen Zustandes noch möglich war, ihr Kind zu stillen. Jedoch ging es auch dem zu Beginn so gesunden und starken kleinen Viktor schnell immer schlechter. Er verlor stark an Gewicht und hatte keine Kraft mehr, die Milch seiner Mutter zu trinken. Anna Polschtschikowas Kräfte schwanden ebenso, sie wurde zu einem „lebendigen Skelett“[114] und ihre „geistigen und physischen Kräfte waren völlig erschöpft“[115]. Da ihr kleiner Sohn nicht mehr trinken konnte, hatte sie zu viel Milch und ihre Brüste begannen sich zu entzünden. Um die überschüssige Milch loszuwerden, stillte sie den halb verhungerten, acht Wochen alten Jungen einer Französin und den halbjährigen Sohn einer Ukrainerin. Das Stillen der fremden Kinder half Anna Polschtschikowa, ihre Schmerzen zu lindern und schließlich ihren eigenen geschwächten

[112] Wie in Kap. 2.3 bereits beschrieben, wurde die systematische Ermordung Schwangerer Ende April 1943 eingestellt. Die angeführten Beispiele aus der Erinnerung der Häftlingsärztinnen zeigen jedoch, dass eine Schwangerschaft, besonders bei jüdischen Häftlingen, auch danach weiterhin lebensgefährlich blieb. Die Häftlinge im KZ Auschwitz waren ständig der Willkür und Unberechenbarkeit der Lagerleitung und des von ihnen dirigierten (Wach-) Personals ausgesetzt. Es ist nicht davon auszugehen, dass offiziell verordnete Änderungen im Umgang mit den Häftlingen tatsächlich durchgehend umgesetzt wurden.

[113] Kubica: Kinder, S. 334f.

[114] Zitiert nach Meyer: Namen, S. 327.

[115] Zitiert nach ebenda.

Sohn zu füttern. Anna Polschtschikowa hat in ihrer Zeit in Birkenau insgesamt sieben Babys gestillt. Sie und ihr kleiner Sohn Viktor erlebten die Befreiung des KZ Auschwitz 1945 und gingen im selben Jahr zurück nach Jalta.[116]

Eines dieser von Anna Polschtschikowa gestillten Babys war wahrscheinlich Sylvia, die Tochter von Gerda Rother. Die junge Jüdin wurde am 18. April 1944 von Berlin in das KZ Auschwitz deportiert. Dort gebar sie Ende Oktober 1944 im Häftlingskrankenbau ihr erstes Kind. Ihr wurden, wie Ruth Elias, die Brüste abgebunden, so dass sie nicht in der Lage war, ihr Neugeborenes zu stillen. Eine der Beschreibung nach kräftige Russin, die ebenfalls gerade entbunden hatte, ernährte das Baby, bis ihr verboten wurde, das fremde Kind zu stillen. „Es ist in meinen Armen verhungert."[117], berichtet Gerda Rother viele Jahrzehnte später. Ob es sich bei dieser hilfsbereiten Russin tatsächlich um Anna Polschtschikowa handelte, lässt sich heute nicht mehr abschließend klären. Auch die Helferin selbst kann dazu keine eindeutigen Hinweise mehr geben:

> „Viele Kinder habe ich gestillt und nicht nach ihren Namen oder den Namen ihrer Eltern gefragt. Ich habe einfach die hungrigen Kinder bedauert, weil ich aus meiner Kindheit weiß, was Hunger ist."[118]

Es ist jedoch anzunehmen, dass sich die Frauen im Häftlingskrankenbau begegnet waren. Anna Polschtschikowa gebar dort Mitte Oktober 1944 ihren Sohn, Gerda Rother wurde Ende Oktober dort eingeliefert.[119]

Neben diesen ausgewählten Beispielen gibt es noch zahlreiche andere Akte der Hilfsbereitschaft unter den Häftlingen. Viele dieser Hilfsmaßnahmen hätten bei Entdecken zum Tod der Helfer geführt. Manchmal ging es auch nicht um direkte Hilfe, sondern vielleicht nur darum, eine Schwangerschaft oder ein Versteck nicht zu verraten. Hilfsmaßnahmen für Kinder, und dabei besonders solche für jüdische Kinder, bedeuteten für die Erwachsenen eine große Anstrengung und ein noch größeres Risiko. Hierbei ist zu erwähnen, dass es unmöglich war, unter diesen Umständen allen Schwangeren, Neugeborenen und Wöchnerinnen zu helfen. Oftmals war es einfach nicht möglich, die Betroffenen vor dem Tod in den Gaskammern, vor Krankheit, Hunger und unmittelbarer Gewalt zu schützen. Dennoch scheuten die Helfer keine Gefahr und keine Mühe, es wenigstens zu versuchen.

---

[116] Vgl. Meyer: Namen, S. 325-332.

[117] Elstermann, Knut: Gerdas Schweigen. Die Geschichte einer Überlebenden, 2. Auflage, Berlin 2010, S. 94.

[118] Zitiert nach ebenda, S. 158.

[119] Vgl. ebenda, S. 84-95.

8 Überlegungen zur Gesamtzahl der im Konzentrations- und Vernichtungslager Auschwitz geborenen Kinder

Bei der Beschäftigung mit der Thematik von Schwangerschaft und Geburt im KZ Auschwitz ergeben sich zwangsläufig grundlegende Fragen nach der quantitativen Dimension: Wie viele schwangere Frauen waren im Lager interniert, und wie viele Kinder erblickten an diesem schrecklichen Ort das Licht der Welt? Wenn man diesen Fragen auf den Grund gehen möchte, folgt recht schnell die Ernüchterung: Es ist kaum möglich, eine genaue Anzahl zu benennen. Der Grund hierfür ist vor allem in der schlechten Quellenlage zu finden.

Die wenigen heute zugänglichen Dokumente, die für eine solche Hochrechnung verwendet werden könnten, sind leider unvollständig. Dies ist vor allem der Tatsache geschuldet, dass die Nationalsozialisten im Zuge der Evakuierung des Konzentrationslagers versuchten, Beweise für die von ihnen begangenen Verbrechen zu vernichten und somit viele für eine Ermittlung hilfreiche Dokumente zerstörten.[120]

Damit ist die Problematik der Quellenlage jedoch längst nicht erschöpfend erklärt. Angenommen, ein Zugriff auf solche Quellen wäre heute noch möglich, dann wären die sich daraus ergebenden Zahlen ebenfalls ungenau, denn die im KZ Auschwitz stattgefundenen Geburten wurden nie vollständig aufgezeichnet. Kaum eine Entbindung wurde sofort in entsprechenden Akten erfasst. Erst wenn das Neugeborene einige Tage überlebt hatte, wurde es in die Evidenz des Lagers aufgenommen und somit auch die Geburt registriert. Bis dahin existieren keinerlei offizielle Aufzeichnungen über die Kinder. Es gibt jedoch noch eine elementare Einschränkung in Bezug auf die Vollständigkeit möglicher Dokumente: Nichtjüdische Neugeborene wurden ab Juli 1943 am Leben gelassen und kommen somit erst ab diesem Zeitpunkt überhaupt für eine Aufnahme in die Lagerevidenz in Frage. Jedoch verstarben die Babys oft recht schnell und deshalb wurde ihre Geburt nicht registriert und ihnen keine Häftlingsnummer zugewiesen. Praktisch gar keine verlässlichen quantitativen Angaben lassen sich zu den jüdischen Neugeborenen machen, da sie sofort getötet wurden. Eine Registrierung dieser Kinder kam daher für die Lagerleitung nicht in Frage.[121] Da jüdische Personen je-

[120] Davon berichtet unter anderem auch Sima Vaismann als Augenzeugin einer solchen Vernichtungsaktion: „Fieberhaft verbrennen die SS-Leute die Dokumente, die Kommandobücher, unsere Kennkarten etc.“ Vgl. Vaismann: Auschwitz, S. 53. Siehe zu dieser Problematik auch Steinbacher: Auschwitz, S. 100.

[121] Daneben finden sich jedoch auch vereinzelte Sonderfälle. Ein Beispiel hierfür ist die entgegen der eigentlichen Vorgehensweise durchgeführte Registrierung acht Neugeborener jüdischer Herkunft im Frühjahr 1944. Hierbei handelt es sich jedoch um eine Ausnahme, deren Hintergrund nicht mehr geklärt werden kann. Vgl. Kubica: Kinder, S. 293f.

doch die am stärksten vertretene Häftlingsgruppe im KZ Auschwitz waren, ist demnach davon auszugehen, dass unter ihnen auch die meisten Schwangeren waren.

Man könnte vermuten, dass das ‚Familienlager' auf Grund der zeitweilig ‚privilegierten' Stellung der darin inhaftierten Personen auch im Hinblick auf eine amtliche Dokumentation der dort Geborenen eine Ausnahme bilden könnte. Leider zerschlägt sich diese Vermutung sehr schnell. Der einzige Unterschied zu den im Frauenlager geborenen Kindern ist die Tatsache, dass die im ‚Familienlager' zur Welt gekommenen Kinder nicht unmittelbar nach der Geburt getötet wurden. Trotzdem sind keine Dokumente vorhanden, welche Aufschluss über die Anzahl der Neugeborenen im ‚Familienlager' geben könnten. Sicher ist nur, dass fast alle dort inhaftierten Personen die Liquidierung dieses Lagerabschnittes nicht überlebt haben. Bei den wenigen Überlebenden handelt es sich lediglich um Personen, welche als Arbeitskräfte in andere Konzentrationslager überstellt wurden.

Neben den offiziell als Häftlinge registrierten Erwachsenen befanden sich auch solche Personen im KZ Auschwitz, über deren weiteres Schicksal noch nicht entschieden worden war. Diese Menschen lebten unter besonders schrecklichen Bedingungen in den sogenannten ‚Durchgangslagern' (Lagerabschnitte BIIc und BIII). Sie waren zwar auf dem Gelände des Konzentrationslagers untergebracht, aber formal keine Häftlinge im KZ Auschwitz. Da diese Transporte keiner Eingangsselektion unterzogen worden waren, ist davon auszugehen, dass sich in den ‚Durchgangslagern' auch Schwangere und Neugeborene befunden haben müssen. Die im ‚Durchgangslager' festgehaltenen Personen waren formal keine Häftlinge des KZ Auschwitz. Daher wurden keine Akten über sie angelegt, welche heute potenziell als Quellen dienen könnten. Dies hat zur Folge, dass über die Anzahl der sich unter ihnen befindenden Schwangeren und Neugeborenen keinerlei Angaben gemacht werden können.

Es ist daher unmöglich, die Anzahl der im KZ Auschwitz inhaftieren Schwangeren und Neugeborenen konkret zu bestimmen. Die verfügbaren Informationen hierzu sind eher allgemeiner Art und entstammen größtenteils aus den Erinnerungen ehemaliger Häftlinge. Die polnische Historikerin Helena Kubica geht davon aus, dass im KZ Auschwitz grundsätzlich mehr Geburten stattfanden, als man aus heutiger Sicht in Anbetracht der dort vorherrschenden Verhältnisse vielleicht erwartet hätte. Besonders viele müssen es jedoch im Jahr 1944 gewesen sein.[122] Dies ist vor allem mit der Tatsache zu begründen, dass das KZ Auschwitz 1944 den Stand der höchsten Belegung erreicht hatte. Somit

[122] Kubica: Women, S. 12.

kann davon ausgegangen werden, dass die Quote der Schwangeren proportional zu den eingelieferten Personen stieg.

Ebenso verhält es sich wohl mit der Verteilung der schwangeren Frauen nach Kategorien wie Nationalität oder Ethnie. Dies berichten auch die als medizinisches Personal eingesetzten weiblichen Häftlinge, welche Jüdinnen als die größte Gruppe der Frauen benennen, die im KZ Auschwitz ein Kind zur Welt gebracht hatten. Als die zweitgrößte Gruppe werden von ihnen Frauen aus den Ländern der Sowjetunion aufgeführt. Diese Verteilung ändert sich im August und September des Jahres 1944, nachdem große Transporte aus Warschau das Lager erreichten. Von diesem Zeitpunkt an war nun die Mehrzahl der Neugeborenen polnischer Herkunft.[123]

Auch die Berichte und Erinnerungen früherer Häftlinge geben Hinweise auf die Menge der sich ereigneten Geburten. Den wahrscheinlich besten Überblick dürften die im Häftlingskrankenbau des Frauenlagers als Häftlingsärztinnen und Häftlingspflegerinnen eingesetzten Frauen gehabt haben. Sie berichten, dass dort erheblich mehr Kinder geboren wurden, als aus den zugänglichen Dokumenten hervorgeht.[124] Auf eine konkrete Zahl legt sich die Hebamme Stanisława Leszczyńska fest, die Häftling des Frauenlagers in Birkenau war und dort seit Mai 1943 bis Januar 1945 Geburtshilfe leistete. Sie gibt in ihren 1957 veröffentlichten Erinnerungen an, dass sie selbst dort ungefähr 3000 Entbindungen vorgenommen habe.[125] Mithäftlinge, die ebenfalls im Häftlingskrankenbau eingesetzt waren, sind jedoch der Auffassung, dass diese Zahl stark überhöht ist.[126] Auf Grund der nicht vorhandenen Dokumentation lässt sich die Aussage von Stanisława Leszczyńska jedoch heute nicht mehr überprüfen. Unvollständige Dokumente, grobe Einordnungen früherer Häftlinge und widersprüchliche Aussagen liefern also keine konkreten Fakten, sondern können lediglich eine Basis für Vermutungen bilden.

Ähnlich verhält es sich auch mit den wenigen erhaltenen, von den Nationalsozialisten angefertigten Dokumenten. Sie beziehen sich jeweils auf einen ganz speziellen, zeitlich stark eingeschränkten Zeitraum und haben damit lediglich einen exemplarischen Charakter. So berichtet die unvollständig erhalten gebliebene Dokumentation der Lagerkommandantur für den 10. Januar 1945 von 247 Frauen, welche schwanger waren oder sich gerade in den Geburtswehen befanden, sowie von 156 Kindern unter drei Jahren, die sich zu dieser Zeit noch im Lager befanden.[127] Hierzu ist jedoch anzumerken, dass sich zum Zeitpunkt der Anfertigung dieser Dokumentation die Evakuierung des KZ

[123] Vgl. Kubica: Women, S. 12.
[124] Kubica: Kinder, S. 295.
[125] Leszczyńska: Bericht, S. 178.
[126] Kubica: Kinder, S. 295.
[127] Kubica: Women, S. 12; Leider macht Kubica hierzu keine weiteren Angaben.

Auschwitz[128] schon im vollen Gange befand. Es handelt sich daher lediglich um eine nicht repräsentative Momentaufnahme, die nur Personen erfasste, welche zu krank oder zu schwach für einen Evakuierungsmarsch waren und deshalb mit einem kleinen medizinischen Team im Lager zurückgelassen wurden. Wahrscheinlich gehörten die dokumentierten Schwangeren zu diesen absolut marschunfähigen Zurückgelassenen.

Trotz ihrer körperlichen Schwäche verließen aber auch Schwangere und Frauen mit Kindern am 18. Januar zu Fuß mit dem letzten Evakuierungstransport das Lager.[129] Diese sogenannten ‚Todesmärsche' waren für diese Personengruppe besonders hart und ihre Überlebenschancen entsprechend gering. Sie wurden, ungeachtet ihrer körperlichen Verfassung, erbarmungslos angetrieben, um mit dem vorgegebenen Tempo mitzuhalten. Pausen waren ihnen nicht vergönnt. Menschen, die sich dennoch vor lauter Erschöpfung am Wegesrand niederließen, wurden sofort erschossen.[130] Dies galt auch für Frauen, bei denen die Geburt auf einem solchen Marsch einsetzte – sie hatten keine Chance:

> „Wir hörten plötzlich die Schreie einer Gefangenen in den Geburtswehen. Unfähig weiterzugehen, war sie in den Graben hinabgeklettert und saß dort. Wir waren in Panik. Wir konnten nichts tun um ihr zu helfen, denn wir hatten nichts, außerdem war es verboten stehenzubleiben. Die Mutter der schwangeren Frau wollte bei ihr bleiben, aber ein SS-Mann schubste sie und, voller Verzweiflung, schloss sie sich wieder der Kolonne an. Wir hofften, dass die schwangere Frau im Graben bleiben würde und im Schutz der Nacht zum nächstgelegen Haus kriechen würde. […] Jedoch hatten die Nazi-Schergen noch nicht einmal für eine schwangere Frau Erbarmen. Nachdem wir ein paar Schritte weitergegangen waren, hörten wir die Schüsse der SS-Männer, die die Frau in den Wehen und das Kind in ihrem Bauch ermordeten.“[131]

Die zurückgelassenen Häftlinge erlebten am Nachmittag des 27. Januar 1945 die Befreiung des KZ Auschwitz. Als dort die sowjetischen Soldaten der 60. Armee der Ersten Ukrainischen Front eintrafen, fanden sie unter den im Lager anwesenden Häftlingen lediglich 60 im KZ Auschwitz geborene Kinder mit ihren Müttern vor.[132]

---

[128] Siehe hierzu Blatman, Daniel: Die Todesmärsche 1944/45. Das letzte Kapitel des nationalsozialistischen Massenmords, Reinbek bei Hamburg 2011, S. 133-160.

[129] Kubica: Women, S. 12f.

[130] Buergenthal, Thomas: Ein Glückskind. Wie ich als kleiner Junge Auschwitz überlebte und ein neues Leben fand, 2. Auflage, Frankfurt am Main 2015, S. 108.

[131] Kubica: Women, S. 57.

[132] Steinbacher: Auschwitz, S. 101; Kubica: Women, S. 13.

9 Fazit

Die Geschichte der Schwangeren im KZ Auschwitz begann Mitte des Jahres 1942. Nicht nur Männer, sondern auch Frauen sollten nun als Zwangsarbeiterinnen eingesetzt werden. Die Aufnahme von weiblichen Häftlingen bedingte die Errichtung eines Frauenlagers, welches sich zu Beginn im Stammlager und später in Auschwitz-Birkenau befand. Unter diesen in großem Umfang deportierten Frauen befanden sich auch solche, die bei ihrer Ankunft im KZ Auschwitz schwanger waren. Eine bei der Eingangsselektion entdeckte Schwangerschaft bedeutete den sofortigen Tod der Frauen in den Gaskammern. Trotzdem gelang es vielen Schwangeren, deren Zustand unbemerkt blieb, als Häftlinge registriert zu werden. So entgingen sie vorerst der sofortigen Ermordung. Manche Frauen wussten zum Zeitpunkt ihrer Deportation selbst noch nicht von ihrer Schwangerschaft, bei anderen war sie noch nicht so weit fortgeschritten, dass sie hätte entdeckt werden können.

Die als Häftlinge registrierten Frauen waren stets der Gefahr ausgesetzt, dass ihre Schwangerschaft bei einer der ständig im Lager durchgeführten Apelle und Selektionen bemerkt werden würde. Dann drohte ihnen die Ermordung mittels Phenolspritze oder – mit einer Gruppe anderer zum Tode Verurteilter – in den Gaskammern. In der ersten Jahreshälfte 1943 änderte sich jedoch die Situation der Schwangeren im KZ Auschwitz grundlegend. Sie wurden nun nicht mehr systematisch gesucht und getötet. Dies ist wahrscheinlich auf eine Änderung im Rahmen der Euthanasie-Aktion 14f13 zurückzuführen, welche die Vergabe von Arbeit an jede in irgendeiner Form arbeitsfähige Person anordnete. Die Neugeborenen wurden jedoch ihren Müttern nach der Geburt entrissen und weiterhin getötet. Erst ab Juni 1943 wurden nichtjüdische Babys am Leben gelassen, während man jedoch die Kinder jüdischer Frauen weiterhin systematisch verfolgte und ermordete. Es ist davon auszugehen, dass jüdische Neugeborene erst im Zuge des allgemeinen ‚Vernichtungsstopps' im November 1944 am Leben gelassen wurden.

Neben diesen vorwiegend durch Gesetzte und Erlasse begründeten Veränderungen standen die Existenzbedingungen und Überlebenschancen der im KZ Auschwitz inhaftierten Schwangeren, Wöchnerinnen und deren Neugeborenen in einem direkten Zusammenhang mit deren Ethnie, dem festgelegten Inhaftierungsgrund und dem zugeordneten Lagerabschnitt. Beispielhaft sind hierfür das sogenannte ‚Familienlager für die Juden aus dem Ghetto Theresienstadt' sowie die sogenannten ‚Durchgangslager'. Das ‚Familienlager' bot den Häftlingen temporär verhältnismäßig bessere Lebensbedingungen, während die ‚Durchgangslager' selbst für die im KZ Auschwitz vorherrschenden Verhältnisse besonders schrecklich waren. Der hauptsächliche Grund für die ‚privilegierten' Bedingungen im ‚Familienlager' war die nationalsozialistische Propaganda. Dies wirkte sich unter anderem darin aus, dass die ankommenden Transporte aus Theresienstadt keiner Eingangsselektion unterzogen wurden und damit auch Schwangere in das ‚Familienlager' kamen. Ihnen war es außerdem erlaubt, ihre Kinder zu gebären und diese auch bei sich zu behalten. Der völlige Gegensatz zu dieser verhältnismäßig besseren Behandlung ist in den ‚Durchgangslagern' zu finden. Diese waren für viele der dort untergebrachten Häftlinge nur eine Zwischenstation – der „Warteraum in das Gas"[133]. Wegen der enormen Anzahl der ankommenden Transporte und folglich der Masse an Deportierten unterzog die Lagerleitung ab Mitte Mai 1944 (im Rahmen der Deportation der ungarischen Juden) nicht mehr alle Ankommenden sofort einer Eingangsselektion. Sie wurden also in ‚Durchgangslagern' gewissermaßen ‚zwischengeparkt', bis über ihr weiteres Schicksal entschieden wurde. Für viele von ihnen war dies jedoch der Tod in den Gaskammern. Da diese Personen bei ihrem Eintreffen nicht selektiert worden waren, befanden sich unter ihnen mit an Sicherheit grenzender Wahrscheinlichkeit auch Schwangere. Davon ist allein auf Grund der hohen Anzahl der dort festgehaltenen Personen auszugehen. Um Geburten unter den Häftlingen der ‚Durchgangslager' zu verhindern, führte die SS gegen den Willen der Frauen Abtreibungen durch. Trotzdem gelang es Schwangeren, sich diesen Maßnahmen zu entziehen und ihre Kinder zu gebären. Die in diesem Lagerteil vorherrschenden verheerenden Bedingungen machten ein Überleben dieser neugeborenen Kinder jedoch fast unmöglich.

Diese beiden Lagerteile stellen jedoch Sonderfälle dar. Die meisten weiblichen Häftlinge waren im eigentlichen Frauenlager untergebracht, wo die Verhältnisse noch einmal andere waren. Unter diesen Rahmenbedingungen ereignete sich auch jene im KZ Auschwitz stattgefundene Geburt, die anhand eines Fallbeispiels näher erläutert wurde. Der Fall Anni Sussmann steht beispielhaft für eine in der Unterkunftsbaracke vollzogene Geburt. Die Situation der jungen Frau wurde vor allem von der Angst vor dem Entdecktwerden, nicht vorhandener medizinischer Unterstützung, den katastrophalen hygienischen Bedingungen und absoluter Improvisation dominiert. In ihrer Notlage wurde sie jedoch von ihren Kameradinnen unterstützt, die ihr Bestes gaben, um die Geburt zu begleiten und vor dem Lagerpersonal geheim zu halten. Nach der Geburt ihres Kindes wurde Anni Sussmann in den Häftlingskrankenbau verlegt, wo ihr Neugeborenes getötet wurde.

[133] Strzelecka/Setkiewicz: Bau, S. 116.

Im Häftlingskrankenbau ereignete sich wahrscheinlich die Mehrzahl der im KZ Auschwitz stattgefundenen Geburten. Dort wurde die Geburt, für alle dort Untergebrachten sichtbar, auf dem die Baracke durchlaufenden Kamin vollzogen. Erst mit der Einrichtung einer sogenannten Gebärstube entstand ein verhältnismäßig geschützter Bereich. Die Gebärenden wurden zunächst von einer deutschen Hebamme, genannt ‚Schwester Klara', betreut. In den Erinnerungen der Häftlinge finden sich widersprüchliche Angaben zu ‚Schwester Klara', die sich maßgeblich um die Feststellung ihrer Identität drehen. Ab Mai 1943 wurde sie bei der Geburtshilfe von der Polin Stanisława Leszczyńska abgelöst. Abschließend betrachtet, lässt sich sagen, dass der Häftlingskrankenbau in keinem Fall einen Ort der Sicherheit und Hilfe darstellte, in dem die Schwangeren ihre Kinder in einem geschützten Rahmen hätten entbinden können. Er wurde vor allem durch katastrophale hygienische Bedingungen, ständige Angst vor Selektionen und der als besonders brutal geltenden Hebamme ‚Schwester Klara' dominiert.

Nachdem zunächst die Thematik der Geburt auf Grundlage der Geburtsorte im Mittelpunkt der Betrachtung stand, stellt sich im Anschluss die Frage nach dem Schicksal der Neugeborenen im KZ Auschwitz. Vermutlich bis in den November des Jahres 1944 wurden jüdische Neugeborene systematisch ermordet. Nichtjüdische hingegen wurden bereits ab Juni 1943 nicht mehr gezielt getötet. Dennoch war ihre Überlebenschance weiterhin extrem gering. Ein entscheidender Grund hierfür war der im Lager vorherrschende akute Nahrungsmangel, welcher die Mütter zusätzlich schwächte, so dass sie oftmals nicht in der Lage waren, ihre Kinder zu stillen. Dieser Missstand wurde nicht von der Lagerleitung aufgefangen und die Kinder gewissermaßen ihrem Schicksal überlassen. So wurden die Neugeborenen nun nicht mehr aktiv durch die Hand der SS ermordet, sondern von den im Lager vorherrschenden Bedingungen dezimiert. Überlebten die Neugeborenen jedoch einige Zeit, wurden sie als ‚Neuzugänge' in die Lagerevidenz aufgenommen und ihr tatsächlicher Geburtsort verschleiert. Entsprachen die Neugeborenen dem von den Nationalsozialisten propagierten Bild eines ‚rassisch wertvollen' Menschen, wurden die Kinder ihren Müttern entrissen und zwangsgermanisiert.

Vermutlich hätten noch weniger Schwangere und Neugeborene das KZ Auschwitz überlebt, wenn nicht mutige Helferinnen und Helfer zur Stelle gewesen wären, die ihr eigenes Leben riskierten, um völlig Hilflose zu schützen. Bei den hier vorgestellten Personen handelt es sich in der Mehrheit um Häftlingsärztinnen, die illegal Abtreibungen durchführten, um damit Frauen vor dem Tod in den Gaskammern zu bewahren. Die Geschichte dieser mutigen Frauen steht stellvertretend dafür, dass die Häftlinge des KZ Auschwitz sich nicht, wie oftmals fälschlich behauptet, wie ‚Lämmer zur Schlachtbank' haben führen lassen.

Eine letzte Frage stellt sich noch: Was wurde aus diesen Kindern, die an einem der grauenhaftesten Orte dieser Erde das Licht der Welt erblickten? Hierauf gibt es mit Sicherheit keine universell geltende Antwort. Wir müssen uns an dieser Stelle wieder mit einem Beispiel begnügen – zugegeben mit einem optimistischen.

Maciej Niewiadomski wurde am 12. Januar 1945, nur wenige Tage vor der Befreiung, in Birkenau geboren. Über seinen Geburtsort sagt er: „In Auschwitz-Birkenau wurde ich geboren. Hier ist der Beginn meiner Welt."[134] Er ist der Sohn von Leokaida Niewiadomska, welche in Warschau verhaftet und am 12. August 1944 in das KZ Auschwitz gebracht wurde. Zum Zeitpunkt ihrer Deportation war sie im vierten Monat schwanger. Sie musste ihren Mann und ihre vierjährige Tochter zurücklassen. Leokaida Niewiadomska berichtete ihrem Sohn von seiner Geburt:

> „Die Häftlings-Hebamme Stanisława Leszczyńska hat geweint, als sie Dich sah. Du warst schrecklich klein und wogst kaum mehr als ein Kilogramm. Niemand glaubte, dass Du am Leben bleiben wirst."[135]

Entgegen aller Vermutungen überlebte der geschwächte kleine Junge und wurde am 27. Januar 1945 zusammen mit seiner Mutter befreit:

> „Während der Schwangerschaft war ich die Hoffnung und Motivation für meine Mutter, lebend wieder aus Auschwitz herauszukommen."[136]

Nach der Befreiung wurden Mutter und Sohn in einem vom Roten Kreuz eingerichteten provisorischen Hospital im nahe gelegenen Brzeszcze medizinisch versorgt. Am 11. März 1945 war die Familie schließlich wieder vereint. Über seinen schwierigen Start sagt Maciej Niewiadomski:

> „Und trotz Auschwitz hatte ich noch ein schönes Leben".[137]

[134] Zitiert nach Meyer: Namen, S. 332.
[135] Zitiert nach ebenda.
[136] Zitiert nach ebenda, S. 333.
[137] Zitiert nach ebenda.

10 Literatur- und Quellenverzeichnis

Adelsberger, Lucie: Auschwitz. Ein Tatsachenbericht, Bonn 2001.

Adler, H.G./Langbein, Hermann/Lingens-Reiner, Ella (Hrsg.): Auschwitz. Zeugnisse und Berichte, 6. Auflage, Bonn 2014.

Assmann, Aleida: Vier Grundtypen von Zeugenschaft, in: Zeugenschaft des Holocaust. Zwischen Trauma, Tradierung und Ermittlung, hrsg. von Michael Elm und Gottfried Kößler, Frankfurt am Main 2007, S. 33-51.

Benz, Wolfgang: Theresienstadt. Eine Geschichte von Täuschung und Vernichtung, München 2013.

Benz, Wolfgang/Distel, Babara (Hrsg.): Der Ort des Terrors, 9 Bde., München 2005-2009.

Blatman, Daniel: Die Todesmärsche 1944/45. Das letzte Kapitel des nationalsozialistischen Massenmords, Reinbek bei Hamburg 2011.

Bondy, Ruth: Frauen in Theresienstadt und im Familienlager in Auschwitz-Birkenau, in: Frauen im Holocaust, hrsg. von Barbara Distel, Gerlingen 2001, S. 117-141.

Buergenthal, Thomas: Ein Glückskind. Wie ich als kleiner Junge Auschwitz überlebte und ein neues Leben fand, 2. Auflage, Frankfurt am Main 2015.

Buser, Verena: Überleben von Kindern und Jugendlichen in den Konzentrationslagern Sachsenhausen, Auschwitz und Bergen-Belsen, Berlin 2011 (Geschichte der Konzentrationslager 1933-1945, Band 13).

Czech, Danuta: Kalendarium der Ereignisse im Konzentrationslager Auschwitz-Birkenau 1939-1945, Reinbek bei Hamburg 1989.

Długoborski, Wacław/Piper, Franciszek (Hrsg.): Auschwitz 1940-1945. Studien zur Geschichte des Konzentrations- und Vernichtungslagers Auschwitz, 5 Bde., Oświęcim 1999.

Elias, Ruth: Die Hoffnung erhielt mich am Leben. Mein Weg von Theresienstadt und Auschwitz nach Israel, München 1988.

Elstermann, Knut: Gerdas Schweigen. Die Geschichte einer Überlebenden, 2. Auflage, Berlin 2010.

Hilberg, Raul: Die Quellen des Holocaust. Entschlüsseln und Interpretieren, 2. Auflage, Frankfurt am Main 2003.

Hopfer, Ines: Geraubte Identität. Die gewaltsame „Eindeutschung“ von polnischen Kindern in der NS-Zeit, Wien/Köln/Weimar 2010.

Horsky, Monika (Hrsg.): Man muss darüber reden. Schüler fragen KZ-Häftlinge, Wien 1988 (Dokumente, Berichte, Analysen 2).

Jockusch, Laura: „Jeder überlebende Jude ist ein Stück Geschichte“. Zur Entwicklung jüdischer Zeugenschaft vor und nach dem Holocaust, in: Die Geburt des Zeitzeugen nach 1945, hrsg. von Martin Sabrow und Norbert Frei, Göttingen 2012 (Geschichte der Gegenwart 4), S. 113-144.

Kogon, Eugen: Der SS-Staat. Das System der deutschen Konzentrationslager, 12. Auflage, München 1982.

Kubica, Helena: Kinder und Jugendliche im KL Auschwitz, in: Auschwitz 1940-1945. Studien zur Geschichte des Konzentrations- und Vernichtungslagers Auschwitz, hrsg. von Wacław Długoborski und Franciszek Piper, Band 2: Die Häftlinge. Existenzbedingungen, Arbeit und Tod, Oświęcim 1999, S. 251-351.

Kubica, Helena: Pregnant Women and Children Born in Auschwitz, Oświęcim 2010 (Voices of Memory 5).

Langbein, Hermann: Menschen in Auschwitz, 2. Auflage, Wien 1987.

Lasik, Aleksander: Die Organisationsstruktur des KL Auschwitz, in: Auschwitz 1940-1945. Studien zur Geschichte des Konzentrations- und Vernichtungslagers Auschwitz, hrsg. von Wacław Długoborski und Franciszek Piper, Band 1: Aufbau und Struktur des Lagers, Oświęcim 1999, S. 165-320.

Lengyel, Olga: Five Chimneys, 2. Auflage, London 1959.

Leszczyńska, Stanisława: Bericht einer Geburtshelferin aus Auschwitz, in: In der Hölle retteten sie die Würde des Menschen, hrsg. vom Internationalen Auschwitz Komitee, Warszawa 1970 (Anthologie II/2), S. 172-183.

Meyer, Alwin: Vergiss deinen Namen nicht. Die Kinder von Auschwitz, Göttingen 2015.

Orth, Karin: Das System der nationalsozialistischen Konzentrationslager. Eine politische Organisationsgeschichte, Zürich 2002.

Perl, Gisella: I was a Doctor in Auschwitz, New York 1979.

Segal, Lilli: Vom Widerspruch zum Widerstand. Erinnerungen einer Tochter aus gutem Hause, Berlin/Weimar 1986.

Staatliches Museum Auschwitz-Birkenau (Hrsg.): Inmitten des grauenvollen Verbrechens. Handschriften von Mitgliedern des Sonderkommandos, Oświęcim 1996.

Strzelecka, Irena: Frauen im KL Auschwitz, in: Auschwitz 1940-1945. Studien zur Geschichte des Konzentrations- und Vernichtungslagers Auschwitz, hrsg. von Wacław Długoborski und Franciszek Piper, Band 2: Die Häftlinge. Existenzbedingungen, Arbeit und Tod, Oświęcim 1999, S. 213-250.

Strzelecka, Irena/Setkiewicz, Piotr: Bau, Ausbau und Entwicklung des KL Auschwitz und seiner Nebenlager, in: Auschwitz 1940-1945. Studien zur Geschichte des Konzentrations- und Vernichtungslagers Auschwitz, hrsg. von Wacław Długoborski und Franciszek Piper, Band 1: Aufbau und Struktur des Lagers, Oświęcim 1999, S. 73-155.

Steinbacher, Sybille: Auschwitz. Geschichte und Nachgeschichte, 3. Auflage, München 2015.

Taubitz, Jan: Holocaust Oral History und das lange Ende der Zeitzeugenschaft, Göttingen 2016.

Vaisman, Sima: In Auschwitz. Das Protokoll einer jüdischen Ärztin nach der Befreiung, Düsseldorf 2008.

Wachsmann, Nikolaus: KL. Die Geschichte der nationalsozialistischen Konzentrationslager, München 2016.

Düsseldorfer Texte zur Medizingeschichte

Herausgegeben vom Institut für Geschichte, Theorie und Ethik der Medizin

Heinrich-Heine-Universität Düsseldorf

Prof. Dr. Jörg Vögele

Band 1	Sophia Sotke Frauenkarrieren zwischen Emanzipation und bürgerlicher Sozialreform
Band 2	Luisa Rittershaus Visualisierung in der Säuglingsfürsorge Anfang des 20. Jahrhunderts
Band 3	Isabelle Nießen Die künstliche Säuglingsernährung unter dem Einfluss der Bakteriologie
Band 4	Julia Nebe Kindersterblichkeit in der gesellschaftlichen Perzeption an der Wende vom 19. zum 20. Jahrhundert
Band 5	Luisa Heininger Zum Wandel des Stillverhaltens in der BRD zwischen 1950 und 1990
Band 6	Antonia Teuffel von Birkensee Das Stillverhalten von Akademikerinnen in der Zeit von 1950 bis 1990
Band 7	Jörg Vögele, Hideharu Umehara (Hg.) Gateways of Disease. Public Health in European and Asian Port Cities at the Birth of the Modern world in the late 19th and early 20th century
Band 8	Yvonne Gavallér Die Tuberkulosebekämpfung im Kreis Kempen, 1918 - 29
Band 9	Isabelle Nießen Nur das Beste fürs erste Lebensjahr. Pädiatrische Ansichten zur Säuglingsernährung im gesellschaftlichen Kontext der BRD 1960-1990
Band 10	Frieder Bauer Die Spanische Grippe in der deutschen Armee 1918: Verlauf und Reaktionen
Band 11	Sophia Sotke Feminismus, Sexualreform, Eugenik zu Beginn des 20. Jahrhunderts – eine Netzwerkanalyse

Band 12 Timo Baumann

Giftgas und Salpeter. Chemische Industrie, Naturwissenschaft und Militär von 1906 bis zum ersten Munitionsprogramm 1914/15

Band 13 Jörg Vögele und Luisa Rittershaus (Hg.)

Danse Macabre – Totentanz – Dance of Death

40 Jahre Graphiksammlung *Mensch und Tod* der Heinrich-Heine-Universität Düsseldorf

Band 14 Lena M. E. Lindner

Ausbruch einer hochinfektiösen, lebensbedrohlichen Erkrankung in Nordrhein-Westfalen. Welche Erfahrungen der Pockenausbrüche in NRW können in die heutige Zeit übertragen werden?

Band 15 Franziska Hedding

Pädiatrische Arzt-Patienten-Beziehung bei Fabricius Hildanus

Band 16 Yvonne Gavallér

Totgeburten in Deutschland und Schweden 1870-1914. Ausgewählte kultur- und medizinhistorische Aspekte

Band 17 Aslı Topal-Cevahir

Migration – Gesundheit – Gender

Eine Oral-History Studie zur Entwicklung der Gesundheitsverhältnisse türkischer Migrantinnen erster und zweiter Generation

Band 18 Tobias-Jan Kohler

Krankheit und Begriff

Die Geschichte von pathologischen Neologismen am Beispiel von Nostalgie, Monomanie und Neurasthenie

Band 19 Kelly Gisela Waap

Schwangere, Mütter und Neugeborene im Konzentrations- und Vernichtungslager Auschwitz

Band 20 Verena Blaas

Zum Wandel der Säuglingsernährung in der norddeutschen Landschaft Angeln zwischen 1950 und 1990. Eine Oral History-Studie

Redaktion: Luisa Rittershaus

Cuvillier Verlag
Nonnenstieg 8
D-37075 Göttingen

Tel. +49(0)551/54724-0
Fax. +49(0)551/54724-21
E-Mail info@cuvillier.de

Internet www.cuvillier.de
www.cuvillier.ch/.at/.nl
Inhaberin Annette Jentzsch-Cuvillier